NOUVEAUX TRAVAUX ORIGINAUX

SUR

L'IODORADIUMTHÉRAPIE

De la médication iodo=radio=active en phtisiothérapie,

par M. le docteur **Pierre BARBIER**,

Lauréat de la Société internationale de la Tuberculose, Médecin de la Mutuelle antituberculeuse des employés.

Quoique cette médication soit de date récente, elle a cependant déjà inspiré un grand nombre de travaux scientifiques des plus intéressants. Avant de donner notre opinion sur sa valeur thérapeutique, nous désirons rappeler en quelques mots l'historique et résumer la littérature de cette question.

I. — **Historique**.

L'iode est considéré depuis longtemps comme le spécifique par excellence du lymphatisme et de la scrofule, autrement dit de ces prédispositions morbides que nous classons actuellement sous le nom plus exact de prétuberculose.

Le climat marin qui donne de si merveilleux résultats dans tous les cas de dystrophie prétuberculeuse n'agirait en somme que par les émanations d'iode contenues dans l'air. Tant en applications locales (teinture d'iode, pommades iodées, injections d'éther iodoformé, etc.), que sous forme de médication générale (huile de foie de morue, sirop iodotannique, peptoniodes, etc.), la médication iodée donne des résultats incontestables dans les tuberculoses locales, dites chirurgicales (tuberculoses osseuses et ganglionnaires). Il y a déjà plusieurs années que Durante, en Italie, avait préconisé l'emploi dans les tuberculoses locales des injections hypodermiques d'iode.

Quant à la tuberculose pulmonaire elle-même, l'emploi de l'iode dans cette affection a été plus discuté. Si certains auteurs, avec Empis, considéraient l'iode et ses composés (iodures de potassium, de sodium) comme des spécifiques de la tuberculose, d'autres, au contraire, avec Germain Sée, Nothnagel et Rossbach voulaient qu'on raye entièrement les iodures du traitement de la tuberculose parce que l'iode, disaient ces derniers, provoque de la bronchite, parfois même des hémoptysies, et accélère la marche de la phtisie. Et même Landouzy et Sticker estimaient la congestion provoquée par l'iodure de potassium au voisinage de petits foyers latents de tuberculose pulmonaire comme si importante, qu'ils tiraient de son administration un moyen de diagnostic précoce de la tuberculose.

Mais, s'il est vrai que l'administration des iodures alcalins peut présenter des dangers dans la tuberculose pulmonaire, surtout dans les formes à tendance congestive, le même reproche ne saurait s'adresser aux nouvelles combinaisons organiques d'iode. MM. Labbé et Lortat-Jacob (1) ont étudié l'action comparée des deux produits sur des cobayes, et

(1) Labbé et Lortat-Jacob, *Soc. de Biologie*, 24 avril 1908.

ils ont remarqué que, dans les intoxications iodées, la congestion pulmonaire était beaucoup moins intense que dans l'intoxication iodurée ; les hémorragies étaient rares et quand elles existaient, elles étaient loin de présenter l'intensité de celles attribuées à l'iodure ; de là cette conclusion : « Dans le cas où l'on voudra soumettre un tuberculeux à la médication iodée, on devra remplacer l'iodure de potassium par l'iode beaucoup moins congestionnant. » Nous verrons un peu plus loin ce qu'il faut penser de cette opinion.

Les propriétés antibacillaires du menthol, encore peu connues, avaient déjà été signalées par Rosenberg ainsi que par notre regretté maître le docteur Huchard, lequel le conseillait dans la tuberculose sous forme de pilules à la dose de 1 à 6 grammes par jour.

Quant au radium, ce corps merveilleux découvert par M. et Mme Curie, ses vertus antiseptiques et antitoxiques sont trop connues aujourd'hui pour que nous ayions besoin d'insister ici sur l'importance de l'association de l'iode à ce corps. La plupart des métaux et des métalloïdes gagnent en énergie thérapeutique quand on les rend radio-actifs.

Ainsi donc, les trois éléments dont nous venons de parler possèdent chacun séparément une action bactéricide très énergique à l'égard du bacille de Koch. Néanmoins, MM. le professeur Augustin et le docteur de Szendeffy, qui, les premiers, ont eu l'idée d'une combinaison chimique semblable, ont tenu à vérifier par eux-mêmes les propriétés thérapeutiques du nouveau composé et ce n'est qu'au bout de plusieurs années d'expériences physiologiques et cliniques des plus rigoureuses qu'ils se décidèrent à faire leur communication au Congrès de médecine de Miskolicz en août 1910.

Ce fut dans nos dispensaires parisiens de l'Œuvre de la Tuberculose Humaine que le nouveau produit antibacillaire devait être étudié. Les résultats furent si brillants que, dès le début de 1911, les docteurs S. Bernheim et Dieupart n'hésitèrent pas à faire dans plusieurs sociétés savantes françaises et, étrangères un rapport sur la nouvelle médication : ce rapport a paru dans le numéro de mai 1911 de la *Revue Internationale de la Tuberculose,* et fut reproduit le mois suivant en allemand dans la *Zeitschrifft für Tuberkulose.* Il est intitulé : « Nouveau traitement pour la guérison de la tuberculose par l'iode menthol radio-actif. »

Le 24 octobre de la même année, au Congrès français de médecine de Lyon, le docteur S. Bernheim faisait une seconde communication intitulée : « Nouvelles recherches sur la radiumthérapie dans la tuberculose pulmonaire.»

En avril 1912, au Congrès international de la Tuberculose de Rome, le docteur S. Bernheim présentait encore une nouvelle communication sur le même sujet, laquelle a paru dans le numéro d'avril de la *Revue Internationale de la Tuberculose.* Enfin, sous le titre « Guérison spontanée et guérison thérapeutique de la Tuberculose », le même auteur communiquait un nouveau travail clinique sur l'iodoradiumthérapie d'abord au IIe Congrès espagnol international de la Tuberculose (septembre 1912), puis au 1er Congrès international de Pathologie comparée de Paris (octobre 1912).

II. — Étude chimique.

Nous étudierons successivement les propriétés chimiques et pharmacodynamiques des trois composants du nouveau produit que nous avons expérimenté : l'Iode, le Menthol et le Radium.

L'iode est, comme on le sait, un métalloïde qui existe à l'état de combinaisons métalliques dans l'eau de mer, les éponges, les polypiers, certaines plantes marines (algues, fucus, varechs), certaines plantes d'eau douce (cresson, phellandrie) et dans un grand nombre d'eaux minérales (Cauterets, Challes, Barèges, etc.). L'iode se rencontre dans le corps humain sous forme de combinaison organique : il a été isolé par Baumann dans la glande thyroïde : cette glande servirait en quelque sorte de lieu de concentration à cet élément, qui de là se répand dans l'organisme, en passant dans le sang sous forme de nucléo-protéides à doses variables, mais en tout cas infiniment petites. Tous les organes d'origine ectodermique (peau, poils, ongles, etc.) contiennent une certaine quantité d'iode, soit qu'ils le renferment comme un de leurs éléments constitutifs, soit, au contraire, qu'ils ne servent qu'à son élimination.

L'iode possède une valeur antiseptique remarquable : les solutions aqueuses d'iode, de chlore et de brome, celles de sublimé à 1 p. 100, d'acide osmique à 1 p. 100 sont les seules qui soient capables de tuer en 24 heures les spores du charbon (Koch). L'iode est également très actif contre le vibrion septique (Vignal) ; il abolit la virulence du pus chancreux et du vaccin, l'action toxique du venin et des matières en putréfaction (Réveil). L'eau contenant 1/500 d'iode métallique, mélangée aux cultures tétaniques filtrées, dans la proportion de 1 à 3, diminue la vivacité de ces dernières au point qu'on peut injecter 4 cc. du mélange à un lapin sans provoquer d'accident (Vaillard et Roux). Le mélange de liqueur de Gram (solution iodo-iodurée) avec le poison diphtéritique permet aux animaux de supporter des doses mortelles de ce poison.

L'action antiseptique de l'iode à l'égard du bacille de Koch est non moins puissante. Yersin, dans ses recherches sur la vitalité des cultures de ces bacilles, additionnées d'un antiseptique, a montré que l'éther iodoformé en solution à 10 /1.000 détruisait tous les germes en cinq minutes, tandis que le sublimé au 1/1.000 mettait dix minutes et l'eau créosotée mettait deux heures pour arriver au même résultat.

Cette action antibacillaire de l'iode est d'ailleurs connue depuis longtemps : une quinzaine d'années environ après la découverte de ce métalloïde par le salpêtrier Courtois, en 1812, Berton préconisait déjà l'inspiration de vapeurs iodées dans le traitement de la tuberculose pulmonaire. Cette méthode fut reprise un peu plus tard par Piorry et par un de ses élèves, Chartroule, qui faisait inspirer les vapeurs d'iode soit sous forme de cigarettes, soit à l'aide d'un appareil. Peper et Robinson conseillèrent même des injections intra-caverneuses de teinture d'iode diluée.

Plus récemment, Durante, à Rome, préconisait les injections hypodermiques d'iode dans la tuberculose chirurgicale. « L'iode agit, disait, en parlant de la méthode de Durante, un de ses élèves, Emilio Reynier, en augmentant les échanges organiques, en relevant la vitalité des tissus, en accélérant les métamorphoses et les produits des agents pathogènes, en augmentant la résistance des tissus contre le micro-organisme spécifique, en atténuant les toxines élaborées par ce microbe, et peut-être en certains cas par recouvrage du foyer tuberculeux d'une néoplasie cicatricielle ; en outre, il jouit d'une propriété antifermentescible. »

L'emploi des vapeurs d'iode a d'ailleurs été remis en honneur dans ces derniers temps dans une grande variété d'applications locales ; c'est ainsi que successivement MM. Kœnig, Laurens, Raillard l'utilisèrent en oto-rhino-laryngologie, MM. Reynès, Daniel et Buges en gynécologie, M. Moirand en vénérologie. Dans un travail tout récent paru dans *la Quinzaine thérapeutique* (1), le docteur Farnanier, moniteur à la clinique des voies urinaires de la Faculté de Paris, préconise le traitement des cystites en général et de la cystite tuberculeuse en particulier par l'enfumage iodé. « Cette action, dit-il, en parlant

---

(1) Traitement des cystites par l'enfumage iodé. *La Quinzaine thérapeutique*, n° 3, 25 mai 1913.

de l'action sédative de l'enfumage iodé, est encore d'autant plus précieuse qu'elle s'exerce pour ainsi dire d'une manière élective chez les malades atteints de cystite tuberculeuse. Or, c'est précisément dans ce cas que le nitrate d'argent est contre-indiqué ; c'est souvent aussi en pareil cas que l'huile goménolée, elle non plus, n'agit point, pas plus que les autres moyens identiques employés, si nombreux soient-ils. Notre observation n° 7 et celle que nous devons à l'amabilité de M. le docteur Picot (n° 19) en sont deux exemples probants. Il s'agit dans les deux cas de cystite tuberculeuse évoluant au milieu d'une pollakiurie extrêmement intense et de douleurs d'une violence inouïe, tandis que la capacité vésicale est négative et que toute thérapeutique est impuissante. Sous l'influence des vapeurs iodées, tous ces phénomènes suraigus s'atténuent rapidement, au point de permettre la cystoscopie et le cathétérisme urétéral au bout du huitième enfumage dans le premier cas, du deuxième dans le second. »

Telles sont les merveilleuses propriétés bactéricides de l'iode qui en font un agent antiseptique de tout premier ordre à l'égard des différents microbes pathogènes et en particulier du bacille de Koch. Voyons maintenant sous quelles formes pharmaceutiques se présente ce médicament et quelles sont leurs indications respectives.

Le soluté alcoolique d'iode ou teinture d'iode est surtout réservé à l'usage externe; son administration par la voie buccale, préconisée dans le goitre, le rhumatisme noueux, etc., est loin d'être inoffensive pour la muqueuse gastrique et donne souvent lieu à des phénomènes d'iodisme. Les préparations officinales bien connues (sirop iodo-tannique, de raifort iodé, etc.) sont également mal tolérées en général et d'une efficacité très inconstante. Quant aux iodures alcalins (iodures de potassium, de sodium) ils sont complète-

ment contre-indiqués dans les affections tuberculeuses, à cause des phénomènes congestifs et hémoptoïques qu'ils ont tendance à provoquer (expérience de MM. Labbé et Lortat-Jacob citée plus haut). Aussi les cliniciens donnent-ils la préférence aux préparations organiques d'iode qui sont aujourd'hui si nombreuses : ce sont les huiles iodées, les albumines et les peptones iodées, les acides gras mono-iodés tels que l'acide mono-iodo-bébenique ou di-iodés tels que l'acide iodo-élaïdique d'Arnaud et l'acide diiodobrassidique. Ces préparations iodo-organiques, dont quelques-unes sont encore toutes récentes, ont cependant fait leurs preuves : leur tolérance remarquable par les voies digestives, l'absence presque complète d'iodisme qu'il est constant d'observer à doses bien plus faibles suffisent à démontrer leur supériorité thérapeutique sur les anciennes préparations iodées. Enfin ces nouvelles combinaisons iodo-organiques étant dépourvues de toute action hyperémiante peuvent être administrées aux tuberculeux sans crainte d'hémoptysies consécutives.

Le menthol est, au point de vue chimique, un alcool de carbure de la série polyméthylénique ; il répond à la formule $C^{10}H^{10}OH$. On le retire de l'essence de menthe en soumettant cette essence à l'action d'un froid assez considérable. Par sa constitution chimique, il se rapproche de la terpine, principe retiré de l'essence de térébenthine. Brissemoret et Joanin (1) considèrent le menthol comme un antispasmodique, un expectorant et un anesthésique. Ses propriétés antispasmodiques ont été utilisées dans les crises douloureuses de l'entéro-colite muco-membraneuse (Robin) ; Mathieu l'a préconisé également contre la toux émétisante des tuberculeux. Comme nous l'avons vu plus haut, les propriétés antituberculeuses du menthol

---

(1) BRISSEMORET et JOANIN, *les Drogues usuelles*. Paris, 1898.

avaient été entrevues par Rosenberg, ainsi que par notre maître Huchard : ce dernier l'employait dans la phtisie à doses assez fortes (de 1 à 6 grammes par jour) sous forme de cachets ou pilules. Le menthol est en effet un merveilleux antiseptique à l'égard du bacille de Koch : il est classé par Manquat (1) dans la même catégorie que la créosote, le fluorure de sodium, l'iodoforme, c'est-à-dire parmi les substances qui rendent les cultures du bacille peu appréciables. Le menthol est donc avec l'iode un des meilleurs agents bactéricides auxquels on puisse avoir recours, les antiseptiques qui stérilisent complètement les cultures du bacille de Koch (tels que l'ammoniaque, l'acide hydrofluosilicique, le polysulfure de potassium, etc.) n'étant pas utilisables en thérapeutique.

Enfin, pour renforcer encore l'action de ces deux principes médicamenteux, on a eu l'heureuse idée de s'adresser à un troisième élément, ce précieux métal que venaient de découvrir deux savants français, M. et Mme Curie. Ce métal, le radium, est un antiseptique de tout premier ordre : sous son influence, les spores du charbon peuvent être détruites en trois jours (Achkinass et Caspari) ; les bacilles du typhus et du choléra n'offrent guère une plus longue résistance. Quant au bacille de Koch, ses cultures sont stérilisées complètement par l'émanation d'un sel de radium, comme l'ont démontré les expériences de Caspari, d'Hoffmann, de Dominici et plus récemment de Becquerel (2). Le radium est très soluble dans l'eau ; sous cette forme, le radium est à l'état libre et envoie, outre des rayons α, β et γ, un gaz dit émanation. Ce gaz confère à tous les éléments avec lesquels il entre en contact des propriétés radio-actives. Étudiant l'action de la radiumthérapie dans la goutte et l'uricémie, le

professeur His (1), de Berlin, et son élève, le docteur Gudzent, ont bien mis en évidence les effets thérapeutiques de l'émanation. Ils ont montré que l'émanation étant un gaz, pour la faire arriver au niveau des points où siège la manifestation douloureuse, il fallait la faire passer dans le torrent circulatoire. Ces auteurs ont donc cherché le moyen d'obtenir un séjour aussi prolongé que possible de l'émanation dans le sang du sujet. Par l'injection intra-veineuse d'eau chargée d'émanation, on obtenait un séjour de quelques minutes seulement ; tout était exhalé au bout de trois ou quatre minutes. Par l'ingestion, ce séjour était plus long, mais cependant la quantité d'émanation diminuait rapidement. Ils pensèrent donc à l'inhalation dans un endroit clos, de façon à produire un équilibre entre la quantité contenue dans l'air du local et celle contenue dans l'appareil respiratoire du malade.

Mais dans un plus récent travail (2) sur la question, le professeur His conseille d'ajouter à l'inhalation des injections de sels insolubles de radium au niveau de la région sur laquelle on veut agir spécialement, car « à l'action de l'émanation s'ajoute celle des rayons émis par le radium, action qui, dans ce mode d'emploi, agit directement sur la partie malade ». C'est ainsi qu'il fait une ou plusieurs injections de sels de radium insolubles au niveau de l'articulation douloureuse.

Dans ces cas d'arthrites chroniques, le radium agit non seulement grâce à son action sédative sur l'élément douleur ; mais il possède en outre une action antiphlogistique indubitable : on a constaté en effet que l'émanation du radium a une action inhibitrice sur l'activité des leucocytes et que cette

(1) Manquat, *Traité de thérapeutique*, t. I, p. 200.
(2) Becquerel, *Académie des Sciences de Paris* (séance du 13 janvier 1913).

(1) *Berlin. med. Gesells.*, 18 janvier 1911 (cité par Haret, *Gazette médicale de Paris*, 26 mars 1913).
(2) *Société française d'Électrothérapie et de Radiologie*, décembre 1911 (Haret, *loc. cit.*).

inhibition est provoquée surtout par les rayons α, β, γ. Le docteur Zimmern, M. et Mme Fabre (1) ont appliqué ce traitement avec succès dans les cas de tuberculose articulaire : ces auteurs rapportent notamment deux cas d'arthrite bacillaire, dans lesquels ils ont constaté un effet résolutif marqué et une diminution très notable, parfois même complète des phénomènes douloureux.

La radiumthérapie a été également employée avec succès dans la tuberculose cutanée par Danlos, Wickham et Degrais ; ces derniers ont même utilisé dans plusieurs cas de lupus des injections intra-lupiques de solution radio-active. Les doses de radium sont extrêmement faibles dans ces conditions et le liquide est très vite absorbé, « mais, déclarent les deux éminents dermatologistes, elles contiennent un élément qui manque dans les radiations issues des appareils : c'est l'émanation. Or, il existe là une force, une énergie qui n'a pas encore été suffisamment étudiée, mais qui a des propriétés bactéricides évidentes ».

C'est cette même émanation, douée d'une puissance bactéricide extrêmement remarquable, qui nous explique l'action sur le foyer tuberculeux de cette dose si minime de radium qui entre dans l'iode-menthol radio-actif. Jusqu'à ce jour la plupart des expérimentateurs ont utilisé ce composé chimique à doses infinitésimales. Progressivement nous avons augmenté les quantités d'iode et de radium, et aujourd'hui, sous le nom de *Radiodine*, nous injectons des doses relativement élevées et cela sans provoquer la moindre réaction. Ainsi se trouve réalisée, sous le nom de Radiodine, cette triple association médicamenteuse dont les trois éléments constituants sont respectivement de merveilleux antiseptiques et des bactéricides de tout premier ordre. D'après la loi de Bürgi (loi de

synergie établie par le professeur Bürgi, de Berne), l'effet total d'un mélange représente une puissance bien supérieure aux effets additionnés des composants pris séparément, quand ces composants, présentant des différences de structure chimique, ont un point d'attaque pharmacologique différent dans l'organisme. Cette loi nous explique la merveilleuse action de l'association médicamenteuse dont il s'agit : ses trois éléments constituants (l'iode, le menthol et le radium) n'ont pas seulement pour but d'ajouter l'un à l'autre leur puissance respective ; mais, par le fait seul de leur association, la puissance de chacun d'eux se trouve portée pour ainsi dire au centuple.

Connaissant la puissance d'action physiologique de ses éléments constituants, connaissant leurs propriétés bactéricides et antitoxiques respectives à l'égard du bacille de Koch, nous entrevoyons dès maintenant les propriétés thérapeutiques puissantes de cette triple association médicamenteuse connue sous le nom de Radiodine, dont notre étude clinique va nous apporter les preuves les plus démonstratives.

III. — **Étude clinique**.

L'étude clinique de la médication iodo-radio-active a été magistralement retracée il y a plusieurs années, par le docteur de Szendeffy et nous ne pouvons mieux faire que de rappeler les propres déclarations de l'auteur : « Les effets obtenus par l'emploi de l'iode-menthol radio-actif sont les suivants : la température est abaissée graduellement et finit par atteindre la normale au bout de quelques semaines ; l'appétit s'améliore après 6 à 10 injections, alors qu'on n'obtient par les autres remèdes habituels qu'une intolérance gastrique. Après 30 ou 40 injections, nous constatons une augmentation de poids

---

(1) *Congrès de Dijon*, août 1911.

variant de 3 à 5 kilogrammes, les sueurs nocturnes disparaissent, la toux cesse au bout de quelques semaines, et le malade, dormant mieux, reprend peu à peu ses forces perdues ; son teint redevient plus frais ; l'asthénie cardiaque (provenant d'une excitation nerveuse et toxique excessive) s'améliore sensiblement. J'attache la plus grande importance précisément à l'amélioration de ce symptôme, parce qu'elle nous indique la neutralisation des toxines. Le malade, que je trouve épuisé, dyspnéique, retrouve la faculté de marcher sans fatigue et sans essoufflement après un traitement d'environ deux mois. Au début du traitement, l'expectoration augmente en quantité, mais diminue plus tard. A l'examen microscopique des crachats, on constate la diminution des bacilles qui ne se colorent plus régulièrement. Peu après, les bacilles disparaissent entièrement des crachats. Les symptômes d'amélioration subjectifs vont de pair avec les symptômes cliniques. »

Ce tableau clinique, nous le trouvons reproduit presque intégralement dans nos 32 observations personnelles citées dans ce travail, ainsi que dans les nombreuses observations recueillies par notre éminent confrère, le docteur S. Bernheim, dans ses divers mémoires sur l'iodo-radiumthérapie, dont la plupart lui sont personnelles et dont les autres lui ont été fournies par les plus éminents phtisiologues du monde entier.

Ces remarquables résultats cliniques peuvent être constatés dans la tuberculose pulmonaire au premier et au second degré, et même au troisième degré, lorsque l'état général est encore satisfaisant, la médication iodo-radio-active peut encore procurer une amélioration notable. Certes il n'y a rien à espérer de cette médication, si puissante soit-elle, dans les cas de tuberculose à forme cachectique, de phtisie avancée, où il existe une intoxication profonde de l'organisme ; non plus que dans ces formes de tuberculose associées à d'autres diathèses ou à d'autres infections (diabète, syphilis, éthylisme, insuffisance rénale ou hépatique). En dehors de ces cas désespérés, la médication iodo-radio-active présente-t-elle des contre-indications ? De Szendeffy disait qu'il fallait mieux renoncer à cette médication chez les cardiaques et les rénaux. Cependant les cliniciens ne paraissent pas avoir tenu compte de cette contre-indication et néanmoins aucun accident n'a été signalé. Et même M. le professeur de Gerloczy a soigné par l'iodo-radiumthérapie un grand nombre de scarlatineux avec albuminurie et n'a jamais observé d'accident dû à ces injections. Toutefois, il sera plus prudent de s'abstenir de cette médication en présence d'une quantité abondante d'albumine dans les urines, dénotant une lésion rénale importante.

La tendance aux hémoptysies ne constitue pas non plus une contre-indication. Le radium est, au contraire, un puissant hémostatique ; on a eu recours avec succès aux sels radifères dans les métrorrhagies abondantes.

Le Radiodine peut donc être employé sans danger en pleine période hémoptoïque ; et même il n'est pas rare de voir l'hémoptysie s'arrêter sous l'influence seule de ce précieux médicament, comme nous l'avons relaté dans plusieurs de nos observations et comme l'avaient déjà observé les docteurs S. Bernheim et Michalovitch.

L'hyperthermie ne constitue pas non plus une contre-indication à l'emploi de la médication iodo-radio-active ; au contraire cette médication paraît jouir de propriétés antithermiques manifestes, car nous voyons généralement au bout de quelques injections la fièvre baisser d'une façon régulière et la température redescendre à la normale.

En dehors des cas désespérés pour lesquels toute médication reste inutile, l'iodo-radiumthérapie ne présente aucune contre-indication sérieuse ; cette méthode constitue donc à l'heure actuelle, pour nous autres phtisiologues, la médication idéale par excellence, possédant le rare privilège de joindre à une innocuité absolue et à une tolérance des plus complètes, la plus énergique efficacité. Cette grande efficacité de la médication iodo-radio-active, nous en avons la preuve par la lecture de toutes nos observations : un appétit exagéré, parfois insatiable, faisant place à une anorexie de longue date, une sensation toute spéciale d'euphorie succédant à un état d'abattement général, tant physique que moral, témoignant ainsi du retour progressif des forces et de l'énergie du sujet ; tels sont les premiers symptômes pour ainsi dire constants que nous trouvons signalés dans tous les cas, symptômes qui démontrent l'action favorable exercée par la médication iodo-radio-active sur les échanges nutritifs de l'organisme. Cette action favorable de la médication sur la nutrition, nous en avons également la preuve par l'analyse des urines, qui nous montre d'une façon constante la diminution progressive de la phosphaturie, l'élévation du rapport azoturique, le relèvement de l'acidité urinaire et enfin le retour à la normale du coefficient de déminéralisation. L'analyse du sang qui nous montre l'augmentation très appréciable des globules rouges est encore une autre preuve de l'efficacité merveilleuse de la médication.

Cette amélioration de l'état général ne va pas sans entraîner à sa suite des modifications favorables des lésions locales, dont les signes stéthoscopiques nous démontrent la cicatrisation progressive sous l'influence de la médication. L'expectoration, d'abord plus abondante au début du traitement, se tarit ensuite peu à peu et si l'on pratique à plusieurs reprises l'examen bactériologique des crachats, on observe presque toujours la diminution et souvent même la disparition complète des bacilles de Koch.

D'autre part, il est constant d'observer la disparition des microbes associés au bacille de Koch, fait de la plus haute importance pour ceux qui connaissent le rôle pathogène de ces microbes associés (streptocoques, staphylocoques ou pneumocoques), qui par leur présence augmentent la toxicité du bacille spécifique et jouent le principal rôle dans l'apparition des symptômes d'hecticité.

L'examen bactériologique des crachats, lorsqu'il est négatif, ne constitue pas toujours, il est vrai, une preuve certaine de guérison de la tuberculose, la préparation pouvant n'être pas tombée sur le nid de bacilles de Koch.

L'inoculation à un animal des crachats du malade, lorsque cette inoculation reste négative, constitue au contraire une preuve de certitude absolue. C'est à cette méthode qu'a eu recours notre très distingué confrère le docteur S. Bernheim pour démontrer l'efficacité des injections iodo-radio-actives. Des lapins inoculés avec des crachats bourrés de bacilles de tuberculeux au début du traitement, ont succombé très rapidement de bacillose aiguë ; au contraire, chez d'autres lapins inoculés avec les crachats des mêmes malades ayant reçu 40 injections d'iode-menthol radio-actif, la marche de l'infection bacillaire a été beaucoup plus lente et lorsque les malades avaient été soumis à plusieurs cures répétées, les animaux inoculés avec leurs crachats supportaient cette inoculation sans en ressentir aucun trouble.

Mais ce n'est pas seulement dans la tuberculose pulmonaire que l'on peut constater les bons effets de la médication iodo-radio-active. Les diverses formes de tuberculose dite chirurgicale sont parfaitement justiciables de la médication, dont on peut ainsi constater *de visu* les merveilleux résultats. Chez un jeune enfant de 3 ans atteint de lésions osseuses multiples (ostéite suppurée de l'os malaire, double spina ventosa, ostéite du péroné), nous avons pu voir les sécrétions se tarir peu à peu et les lésions régresser progressivement sous l'influence de la médication ; ces lésions qui dataient de plus de six mois et avaient été ponctionnées à plusieurs reprises furent complètement guéries au bout d'un mois de traitement. Nos autres observations de tuberculose chirurgicale citées dans ce travail se rapportent à des adultes qui présentaient en même temps des lésions pulmonaires plus ou moins avancées ; dans tous ces cas, néanmoins, la médication iodo-radio-active nous a donné des résultats vraiment surprenants.

Une femme atteinte d'arthrites et de synovites bacillaires multiples avec douleurs intolérables l'empêchant de dormir et de se livrer à son travail a été très rapidement soulagée dès le début du traitement ; deux séries de 4o injections de Radiodine ontsuffi à la guérison. Un autre malade, atteint d'ostéite tuberculeuse du maxillaire inférieur, pour laquelle notre savant confrère le docteur Pietkiewicz avait dû faire un grattage, n'a vu sa lésion se cicatriser entièrement qu'après une série de 4o injections. Nous citerons également le cas d'un de nos tuberculeux atteint de fistule anale, véritable ulcère tuberculeux de l'anus, pour laquelle notre éminent confrère le docteur Péraire n'a pu faire qu'une opération palliative : une série de 4o injections de Radiodine a également suffi pour tarir cette lésion.

Dans les tuberculoses ganglionnaires, l'action favorable de la médication iodo-radioactive est encore plus manifeste ; nous avons assisté bien des fois à la fonte totale de grosses adénites cervicales sous la seule influence de cette médication.

La laryngite bacillaire elle-même, d'habitude si difficile à améliorer, bénéficie souvent d'une rémission notable grâce à ce traitement : nos confrères S. Bernheim et Dieupart (1)

citent dans leur premier mémoire deux observations de laryngite bacillaire dans lesquelles ils ont obtenu, sous l'influence des injections, le retour presque à la normale du timbre de la voix.

Tels sont les résultats intéressants donnés par la médication iodo-radio-active dans les affections tuberculeuses. Cette médication nous paraît donc posséder une action quasi-spécifique à l'égard du bacille de Koch ; ou plutôt elle jouirait d'une action générale anti-infectieuse et stérilisante, comme tendraient à le prouver les expériences cliniques toutes récentes de M. le professeur Gerloczy, de Budapest, qui a employé avec succès les injections iodo-radio-actives dans le traitement de la scarlatine. Or, si l'on ne connaît pas encore la nature exacte de l'agent spécifique de cette affection, on doit néanmoins reconnaître, dans la pathogénie de la scarlatine, une part prépondérante à certains microbes du groupe streptococcique, qui se trouvent en abondance dans les mucosités des malades. Il est donc permis de supposer que la radiothérapie agit dans cette affection en stérilisant ces dangereux pathogènes. Ces expériences toutes récentes nous permettent ainsi d'entrevoir la possibilité d'applications thérapeutiques nouvelles de l'iodo-radiumthérapie.

Ces données nous étant connues, il ne nous reste plus, avant de passer à l'exposé de nos observations cliniques, qu'à dire quelques mots au sujet de la technique des injections iodo-radio-actives. Ces injections devront toujours être faites dans l'épaisseur même des muscles, les injections sous-cutanées pouvant être douloureuses et provoquer des nodosités ; pour notre part, nous donnons la préférence à la région fessière et nous n'avons jamais observé d'intolérance locale. Bien entendu, on ne devra pas négliger les soins d'antisepsie habituelle (antisepsie de la peau et des instruments). La dose à injecter est

____

(1) *Revue Int. de la Tuberculose*, 24 mai 1911.

généralement d'un centimètre cube *pro die*. Les injections peuvent être répétées tous les jours pendant un mois de suite ; à partir de la trentième, on les espacera de deux en deux jours jusqu'à la quarantième. La solution dont nous nous servons actuellement étant trois fois plus forte que celle préparée autrefois, il nous a paru suffisant dans beaucoup de cas de ne faire dès le début qu'une injection tous les deux jours ; dans les cas favorables, il ne nous a pas été nécessaire de dépasser 20 à 30 injections de Radiodine pour obtenir la guérison. Dans les cas plus avancés, nous avons dû faire plusieurs séries d'injections, en moyenne deux ou trois séries. On doit toujours laisser une période de repos de 15 jours à un mois entre chaque série d'injections.

Les observations cliniques que nous avons pu recueillir dans ces deux dernières années, tant dans notre clientèle privée que dans notre service de la Mutuelle antituberculeuse des employés, se montent à plus de 500. Il nous a paru suffisant de présenter ici un résumé de 32 observations, choisies parmi les plus récentes.

Observations :

OBS. I. — J... Fernand, 3 ans. Depuis six mois, présente des lésions tuberculeuses osseuses multiples : gomme tuberculeuse de l'os malaire droit, spina ventosa de l'index droit, spina ventosa du pouce gauche. Gomme tuberculeuse du tiers inférieur du péroné droit entraînant une déformation du pied en valgus équin. On a dû ponctionner successivement la grosseur de la main gauche il y a trois mois, puis celle de la joue, enfin celle de la main droite : ces lésions sont à l'heure actuelle en pleine suppuration ; seule la lésion du pied n'a pas suppuré. L'enfant qui pesait, le 5 décembre dernier, 13 kgr. 550, ne psèe encore actuellement (2 avril) que 13 kgr. 600.

Nous instituons le traitement suivant : une injection tous les 2 jours d'un centimètre cube de Radiodine. Lotions locales avec l'eau d'Alibour au 1/5.

Dès la cinquième injection, l'enfant a meilleur appétit et a une mine plus enjouée. La suppuration au début plus abondante commence à se tarir. Poids : 14 kilogrammes.

Le 2 mai (au bout de 12 injections), l'enfant a très bon appétit et sa mine est de plus en plus florissante. Poids : 14 kgr. 800. La suppuration est à peu près tarie, sauf au niveau du spina ventosa de la main droite où il persiste un léger suintement.

La gomme tuberculeuse du péroné a diminué de plus de moitié.

OBS. II. — M... Jeanne, 23 ans, couturière, a maigri depuis 2 mois, se plaint d'anorexie, de troubles dyspeptiques, de sueurs nocturnes, d'oppression au moindre effort, d'une toux sèche fréquente avec crachats blanchâtres. Se plaint en outre de vives douleurs dans les genoux et dans les poignets, l'empêchant de travailler le jour et la nuit de reposer. Les crachats ne montrent pas de bacilles de Koch à l'examen microscopique ; les urines ne contiennent ni sucre, ni albumine. Submatité et respiration soufflante au sommet droit en avant ; craquements secs en arrière. Synovite du poignet droit ; arthrite du poignet gauche ; légère hydarthrose des deux genoux.

Le 30 janvier 1913, nous commençons les injections de Radiodine, une tous les jours pendant un mois, puis tous les 2 jours jusqu'à 40. Repos de 15 jours et nous reprenons une seconde série de 20 injections. Dès la 10e injection de la 1re série, la malade pouvait dormir toute sa nuit ; au bout de la 20e, elle se sentait plus forte et en état de reprendre son travail de couturière. En effet, les forces et l'appétit étaient revenus progressivement ; l'oppression et les sueurs nocturnes avaient d'autre part diminué.

A la fin du traitement (20 mai) la malade a repris 5 kilos ; la lésion du poumon droit est entièrement cicatrisée ; les lésions osseuses et synoviales sont totalement disparues.

OBS. III. — P... Alfred, 35 ans, employé de commerce, a eu une pleurésie il y a 2 ans ;

depuis il a gardé une toux sèche le matin. A maigri et a des sueurs nocturnes depuis trois semaines ; l'appétit a diminué depuis huit jours. Submatité et respiration soufflante au sommet droit en avant ; craquements secs en arrière. L'urine ne contient ni sucre ni albumine. Urée : 10 grammes ; acide urique : 0 gr. 40 ; phosphates : 3 gr. 50 ; chlorures : 10 grammes. Poids : 64 kilogrammes.

Le 4 décembre 1912, nous commençons les injections de Radiodine : 3 par semaine.

Le 10 janvier 1913 (au bout de 15 injections), le malade a un appétit vorace et ne transpire plus la nuit. Poids : 68 kgr. 250.

Le 29 janvier, il se sent tout à fait bien. Poids : 69 kgr. 550.

Le 23 février (après 36 injections), la respiration est absolument normale au sommet droit. Poids : 71 kgr. 700.

L'analyse de l'urine montre la diminution de la phosphaturie (phosphates : 2,40) et de la chlorurie (chlorures : 7,50).

On cesse les injections ; le malade revu le 7 avril continuait à bien se porter : poids : 72 kgr. 400.

Obs. IV. — L... Eugène, 49 ans, fleuriste, se plaint d'anorexie et de fatigue générale. Tousse et crache, surtout le matin. Sueurs nocturnes. Submatité et respiration soufflante au sommet gauche en avant ; craquements secs en arrière. L'urine ne contient ni sucre, ni albumine ; les crachats n'ont pas montré de bacilles de Koch à l'examen microscopique. Poids : 63 kgr. 300. Température axillaire de 37°,5-37°,8 le soir, 37°-37°,2 le matin.

Le 18 mars, nous commençons les injections de Radiodine, une tous les jours pendant un mois, puis tous les 2 jours jusqu'à 40 injections.

Le 9 avril, le malade a meilleur appétit et se sent plus fort. Il ne tousse presque plus et ne transpire plus la nuit. Poids : 64 kgr. 400.

Le 19 avril (après 30 injections), il se sent tout à fait bien.

La température axillaire ne dépasse pas 37°,2 le soir et atteint à peine 36°,6 le matin. Poids : 65 kgr. 800.

Le 7 mai (après 40 injections), on n'entend plus rien au sommet gauche. Poids : 66 kgr. 300.

Obs. V. — L... Georges, 22 ans, employé de commerce. Mère morte de tuberculose pulmonaire. Bronchites fréquentes dans son enfance. A maigri de 5 kilogrammes en un mois. Toux sèche le matin. Anorexie et sueurs nocturnes. Poids : 60 kgr. 200. Diamètre thoracique : 84-90. Submatité et respiration soufflante au sommet gauche en avant ; craquements secs en arrière. L'urine ne contient ni sucre, ni albumine. Urée : 14,60 ; acide urique : 0,50 ; phosphates : 3,05 ; chlorures : 9,10.

Le 16 janvier 1913, nous commençons les injections de Radiodine, trois par semaine.

Le 7 février, le malade a meilleur appétit et ne transpire plus la nuit. Il ne tousse plus qu'un peu le matin. Poids : 64 kgr. 300. D. T. : 86-92.

Le 28 février, il va de mieux en mieux. Poids : 66 kgr. 200. D. T. : 87-93.

Le 17 mars, l'état général est de plus en plus satisfaisant. La respiration est à peine soufflante au sommet gauche en avant et on entend à peine quelques craquements en arrière. Poids : 68 kgr. 400. D. T. : 89-94.

Le 25 avril (après 40 injections), on n'entend plus rien au sommet gauche. Poids : 70 kgr. 100. D. T. : 89-95.

Obs. VI. — B... Jeanne, 26 ans, chapelière. A maigri en un an de 8 kilogrammes. Anorexie et dyspepsie ; sueurs nocturnes. Toux sèche le matin. Submatité et respiration soufflante au sommet gauche en avant ; craquements secs en arrière. L'urine ne renferme ni sucre, ni albumine ; les crachats ne contiennent pas de bacilles de Koch. Poids : 51 kilogrammes.

Le 21 février, nous commençons les injections de Radiodine : 3 par semaine.

Le 15 mars, la malade a meilleur appétit et se sent plus forte. Elle tousse à peine le matin et ne transpire plus la nuit. Poids : 52 kgr. 800.

Le 25 avril, elle se sent tout à fait bien et ne tousse plus. Poids : 54 kgr. 200.

Le 22 mai, la respiration est normale au sommet gauche. Poids : 56 kgr. 300.

Obs. VII. — C... Marcel, 31 ans, graveur à l'eau-forte. A maigri de 10 kilogrammes en 4 mois. Anorexie et sueurs nocturnes. Tousse et crache, surtout la nuit : il dort à peine deux ou trois heures. État d'abattement général. Oppression au moindre effort. Submatité et respiration soufflante au sommet droit en avant ; craquements secs en arrière. Les crachats n'ont pas montré de bacilles de Koch à l'examen microscopique ; l'urine ne contient ni sucre ni albumine. Poids : 63 kilogrammes. Depuis trois jours, le malade a eu plusieurs hémoptysies assez fortes, traitées par les injections d'ergotine et d'hydrastinine.

Le 8 avril, malgré la persistance des crachats sanglants, nous commençons les injections de Radiodine, une tous les jours.

Dès la troisième injection, le malade n'a plus eu d'hémoptysie ; les crachats ne sont même plus teintés de sang.

Le 28 avril, il se sent beaucoup plus fort et a très bon appétit. Il ne tousse plus qu'un peu le matin et le soir au coucher ; et il repose presque toute la nuit. Poids : 65 kgr. 5oo.

Le 10 mai, il se sent en état de reprendre son travail. La respiration est à peine soufflante au sommet droit ; en arrière, on n'entend plus de craquements. Poids : 67 kgr. 700.

OBS. VIII. — M.... Violette, 13 ans. Tousse tous les hivers depuis sa première enfance. Début le 28 février 1913 par congestion pulmonaire double avec température à 40° le soir : traitée par les ventouses et les frictions au collargol. Petites hémoptysies répétées à partir du 2 mars. Appelé en consultation le 5 mars, nous constatons, en dehors d'une congestion des deux poumons, une submatité très nette au sommet droit avec respiration soufflante. Malgré les crachats encore sanglants et la température qui atteint 39° le soir, nous commençons les injections de Radiodine, une tous les jours. L'anorexie était complète, la toux quinteuse et très fréquente, accompagnée de dyspnée.

Le 10 mars (au bout de 5 injections), la malade a meilleur appétit et se sent plus forte. Elle tousse moins souvent et crache avec plus de facilité : elle se sent bien moins oppressée. Les crachats ne sont plus teintés de sang ; l'examen microscopique pratiqué ce jour ne décèle plus de bacilles de Koch. Poids : 52 kilogrammes. La température est de 37°,3 le matin et ne dépasse pas 37°,5 le soir.

Le 25 mars, la malade commence à se lever,

Elle ne tousse plus qu'un peu le matin et crache à peine. L'appétit est excellent. Poids : 53 kgr. 200.

Le 25 avril, l'état général est tout à fait satisfaisant. La respiration est normale au sommet droit. Poids : 55 kgr. 8oo.

OBS. IX. — P... Paul, 34 ans, employé de commerce. Est malade depuis un an ; tousse et crache, surtout le matin. A maigri de 4 kilogrammes en un an. Anorexie et sueurs nocturnes. Névralgie intercostale à droite depuis 8 jours. Submatité et respiration soufflante au sommet droit en avant ; craquements secs en arrière. Les crachats ne contiennent pas de bacilles de Koch. L'urine ne renferme ni sucre ni albumine. Urée : 14,85 ; acide urique : 0,45 ; phosphates : 3,25 ; chlorures : 9,3o. Poids : 68 kgr. 150.

Le 7 mars 1913, nous commençons les injections de Radiodine, trois par semaine.

Le 21 mars, le malade a meilleur appétit et ne transpire plus la nuit. Poids : 69 kgr. 3oo. La respiration est moins soufflante au sommet droit, et on n'entend plus de craquements en arrière.

Le 6 avril, le malade se sent tout à fait bien. Poids : 70 kgr. 8oo. La respiration est normale au sommet droit ; il ne persiste qu'une légère submatité à la percussion.

Le 15 mai, l'état général est de plus en plus satisfaisant. Poids : 72 kgr. 900. On interrompt les injections.

Analyse de l'urine : phosphates : 2,4o ; chlorures : 7,5o.

OBS. X. — T... Rosalie, 23 ans, charbonnière. A maigri en trois ans de 13 kilogrammes. Anorexie et sueurs nocturnes ; tousse et crache, surtout le matin. Dyspnée au moindre effort. Submatité et respiration soufflante au sommet droit en avant ; craquements secs en arrière. L'urine ne contient ni sucre ni albumine ; les crachats n'ont pas montré le bacille de Koch à l'examen microscopique. Poids : 56 kilogrammes.

Le 20 mars 1913, nous commençons les injections de Radiodine, une tous les jours pendant un mois, puis tous les deux jours, jusqu'à la quarantième.

Le 1ᵉʳ avril, la malade a meilleur appétit et ne

transpire plus la nuit. Elle tousse à peine le matin et se sent moins oppressée. Poids : 57 kilogrammes.

Le 5 mai (après 40 injections), elle a très bon appétit et crache à peine. Au sommet droit, il ne persiste qu'une très légère submatité. Poids : 59 kgr. 300.

Obs. XI. — P... Julienne, 19 ans, employée de commerce. Malade depuis deux ans. Anorexie et sueurs nocturnes ; toux sèche le matin. Se sent très fatiguée. Pas d'albumine dans l'urine, ni de bacilles dans les crachats. Submatité et respiration soufflante au sommet droit en avant ; craquements secs en arrière. Poids : 55 kgr. 200. Périmètre thoracique : 76,81.

Le 3 février 1913, nous commençons les injections de Radiodine, trois par semaine.

Le 25 février, la malade a meilleur appétit et se sent plus forte. Elle a pu reprendre son travail. Poids : 55 kgr. 400. Périmètre thoracique : 77,82.

Le 20 mars, elle a très bon appétit et ne transpire plus la nuit.

La respiration est à peine soufflante à droite et on entend à peine quelques craquements en arrière. Poids : 57 kgr. 800. Périmètre thoracique : 78,83.

Le 30 avril, l'état général est de plus en plus satisfaisant. La respiration est normale à droite, sauf une légère submatité à la percussion. Poids : 59 kgr. 300. Périmètre thoracique : 79,84.

Obs. XII. — G... Paul, 41 ans, employé de commerce. Malade depuis un an. Anorexie et sueurs nocturnes. Quintes de toux fréquentes et oppression au moindre effort. Les crachats épais, jaunâtres, ne renferment pas de bacilles. L'urine ne contient ni sucre ni albumine. Urée : 14,75 ; acide urique : 0,20 ; phosphates : 4 grammes ; chlorures : 8,75. Submatité et respiration soufflante au sommet gauche ; en arrière, nombreux craquements secs. Poids : 50 kgr. 300.

Le 5 janvier 1913, nous commençons les injections de Radiodine, trois par semaine.

Le 16 février, le malade a meilleur appétit et se sent beaucoup plus fort. Il tousse et crache beaucoup moins et ne ressent presque plus d'oppression. Poids : 51 kgr. 600.

Le 16 mars, il ne tousse plus qu'un peu le matin et crache à peine. Poids : 52 kgr. 800. On entend à peine quelques craquements à gauche.

Le 25 avril, l'état général est de plus en plus satisfaisant. Poids : 54 kgr. 300. Il ne persiste qu'une légère submatité à la percussion au sommet gauche. Analyse de l'urine : phosphates : 2 gr. 70 ; chlorures : 7,60.

Obs. XIII. — O... Eugénie, 16 ans, couturière. A maigri d'un kilogramme en un mois. Toux sèche le matin. Anorexie et sueurs nocturnes. Névralgie dorsale. Poids : 47 kilogrammes.

Rien dans les urines. Submatité et respiration soufflante au sommet gauche en avant ; craquements secs en arrière.

Le 30 janvier 1913, nous commençons les injections de Radiodine, trois par semaine.

Le 16 février, la malade a meilleur appétit et se sent plus forte. Elle ne tousse plus et ne transpire plus. Poids : 49 kgr. 500.

Le 12 mars, elle a très bon appétit et se sent tout à fait bien. Poids : 51 kgr. 900. La respiration est à peine soufflante à gauche et on n'entend plus de craquements.

Le 13 avril, l'état général est de plus en plus satisfaisant. Poids : 53 kilogrammes.

La respiration est tout à fait normale au sommet gauche.

Obs. XIV. — L... Marius, 18 ans, chasseur. Depuis trois semaines, toux sèche, surtout le matin. Anorexie et sueurs nocturnes. Sensation de fatigue générale. Névralgie dorsale.

A maigri depuis 2 mois. Poids : 55 kilogrammes. Submatité et respiration soufflante au sommet gauche en avant ; craquements secs en arrière. Rien dans les crachats, ni dans les urines.

Le 21 janvier 1913, nous commençons les injections de Radiodine, trois par semaine.

Le 5 février, le malade a meilleur appétit et ne transpire plus la nuit. Il se sent moins fatigué et ne tousse plus qu'un peu le matin. Poids : 56 kilogrammes.

Le 19 février, il mange très bien et n'éprouve plus de fatigue, ni de douleurs dans le dos. Poids : 57 kgr. 500.

Le 10 mars, l'état général est très satisfaisant.

***

Poids : 59 kgr. 100. La respiration est à peine soufflante à gauche et on n'entend plus de craquements.

Le 26 avril, l'amélioration continue. Poids : 61 kgr. 700. La respiration est normale à gauche, sauf une légère submatité à la percussion.

Obs. XV. — C... Yvonne, 22 ans, employée de commerce. Malade depuis un an ; a beaucoup maigri. Anorexie et sueurs nocturnes. Tousse et crache surtout le matin. Les crachats ne renferment pas de bacilles de Koch. L'urine contient des traces d'albumine. Submatité et respiration soufflante au sommet droit en avant ; craquements secs en arrière. Poids : 48 kgr. 300.

Le 8 février 1913, nous commençons les injections de Radiodine, trois par semaine.

Le 12 mars, la malade a meilleur appétit et se sent moins fatiguée. Elle ne vomit plus qu'un peu le matin et crache à peine. Poids : 49 kgr. 400.

Le 2 avril, elle a très bon appétit et n'éprouve plus de fatigue. Poids : 50 kgr. 900. La respiration est à peine soufflante à droite et on n'entend plus de craquements.

Le 15 mai, l'état général est tout à fait satisfaisant. Poids : 52 kgr. 800. Respiration normale au sommet droit, sauf une légère submatité à la percussion.

Obs. XVI. — C... Eugène, 34 ans, épicier. Malade depuis deux mois ; a beaucoup maigri. Abcès à l'anus incisé il y a trois mois et ayant laissé à sa suite une fistule.

Tousse et crache, surtout le matin. Anorexie et sueurs nocturnes ; digestion pénible. Les crachats renferment d'assez nombreux bacilles de Koch ; l'urine ne contient ni sucre, ni albumine. Matité et râles humides au sommet droit. Poids : 68 kilogrammes. La fistule anale constitue un véritable ulcère tuberculeux de l'anus ; elle possède deux trajets, l'un fessier et l'autre anal.

Nous adressons le malade à notre éminent confrère le docteur Péraire, lequel ne juge pas opportun de pratiquer la cure radicale de la fistule et se contente d'un traitement palliatif : incision, débridement des trajets fistuleux.

Quinze jours après l'opération, nous commen-çons les injections de Radiodine : une tous les jours pendant un mois, puis tous les 2 jours.

Dès la 10ᵉ injection, la sécrétion donnée par la fistule commence à se tarir. Le malade a meilleur appétit et se sent plus fort. Poids : 69 kgr. Il tousse et crache beaucoup moins.

A la 30ᵉ injection, l'appétit est excellent et le malade peut rester levé toute l'après-midi sans se fatiguer. Poids : 71 kgr. 200. Les crachats sont moins épais et contiennent de très rares bacilles.

A la 40ᵉ injection, l'état général est de plus en plus satisfaisant. La plaie fistulaire est presque cicatrisée. Poids : 73 kilogrammes.

Au sommet droit, la matité a fait place à de la submatité et on n'entend plus de râles humides ; la respiration est à peine soufflante en avant. Le malade ne crache plus et ne tousse plus qu'un peu le matin.

Nous l'avons revu ces jours derniers, un mois après la fin des injections : l'état général continuait à être satisfaisant et la fistule était entièrement cicatrisée. Le malade devait partir trois mois en Suisse pour achever de se guérir.

Obs. XVII. — A... Clémentine, 53 ans, brodeuse. Est malade depuis trois mois ; a maigri et a perdu l'appétit. Tousse par quintes, surtout le matin. Sueurs nocturnes. Les crachats épais, verdâtres, renferment d'assez nombreux bacilles de Koch. Rien dans les urines. Poids : 42 kgr. 600. Matité et râles humides au sommet gauche ; submatité et craquements secs au sommet droit.

Le 5 janvier 1913, nous commençons les injections de Radiodine ; une tous les jours pendant un mois, puis tous les deux jours, jusqu'à la 40ᵉ.

Le 8 janvier, la malade se sent déjà plus forte et mange avec meilleur appétit.

Le 13 janvier, elle tousse beaucoup moins et transpire moins la nuit.

Le 22, elle ne tousse que le matin ; les crachats sont moins épais, moins verdâtres. Poids : 43 kgr. 730.

Le 5 février, l'appétit est excellent. Les crachats sont blanchâtres et contiennent de très rares bacilles. Poids : 45 kgr. 200.

Le 2 mars, l'état général est de plus en plus satisfaisant. Poids : 47 kgr. 100. La malade tousse à peine le matin : les crachats sont simplement muqueux. On n'entend plus rien au sommet droit ; au sommet gauche, il ne persiste qu'une légère submatité.

Obs. XVIII. — D... Angelo, 41 ans, cocher livreur. Est malade depuis 4 mois et alité depuis un mois. Anorexie et sueurs nocturnes. Tousse et crache ; les crachats verdâtres renferment d'assez nombreux bacilles de Koch. Rien dans les urines. Hémoptysies presque continues depuis un mois. Matité et râles humides au sommet gauche.

Le 8 février 1913, nous commençons les injections de Radiodine, trois par semaine malgré la persévérance de l'hémoptysie.

Le 12, il se sent déjà plus fort et a meilleur appétit. Il tousse moins et transpire moins ; les nuits sont meilleures. Les crachats sont à peine teintés de sang.

Le 5 mars (après 13 injections) le malade se sent beaucoup mieux. L'appétit est excellent et il ne transpire plus la nuit. Il ne tousse plus que le matin et n'a plus craché de sang.

Le 13 avril (après 30 injections), l'état général est très satisfaisant : ce malade peut rester levé toute l'après-midi sans fatigue. Ses crachats sont blanchâtres et renferment de très rares bacilles de Koch. Au sommet gauche, la matité a fait place à de la submatité et on entend à peine quelques râles à l'auscultation. Le malade est admis dans un sanatorium.

Obs. XIX. — P... Jean, 38 ans, garçon de bureau. Malade depuis 4 ans. Anorexie et sueurs nocturnes. Quintes de toux fréquentes et oppression au moindre effort. Crachats épais, jaunâtres, renfermant de nombreux bacilles de Koch. Ni albumine, ni sucre dans les urines. Urée : 7 grammes ; acide urique : 0,45 ; phosphates : 3,40 ; chlorures : 11 grammes. Poids : 48 kgr. 100. Périmètre thoracique : 79-85. Matité et râles humides au sommet droit. Le 4 février 1913, nous commençons les injections de Radiodine, 3 par semaine.

Le 17 février, le malade a meilleur appétit et se sent moins oppressé. Il ne tousse plus guère que le matin. Poids : 49 kgr. 500. Périmètre thoracique :

80-86. Le 28 mars, il a très bon appétit et se sent beaucoup plus fort. Les crachats sont moins épais, presque blanchâtres et contiennent de très rares bacilles de Koch. Poids : 50 kgr. 850. Analyse de l'urine : phosphates : 2,50 ; chlorures : 5 gr. 50. Le 25 avril, l'état général est de plus en plus satisfaisant. Poids : 51 kgr. 600. Le malade ne tousse presque plus et les crachats sont seulement muqueux. Au sommet droit, la matité a fait place à de la submatité ; la respiration est un peu soufflante à l'auscultation, mais on n'entend plus aucun râle.

Obs. XX. — R... Louis, 36 ans, employé de commerce. Pleurésie droite il y a dix ans ; est malade depuis cette époque. A beaucoup maigri (de 15 kilos en six mois). Anorexie et sueurs nocturnes. Quintes de toux fréquentes et dyspnée au moindre effort. Les crachats verdâtres renferment de nombreux bacilles de Koch et une flore bactérienne secondaire très variée. Hémoptysies il y a 4 ans et de nouveau il y a 3 mois, cette dernière assez abondante.

Matité et râles humides au sommet droit. Submatité et respiration soufflante au sommet gauche ; quelques craquements fins en arrière. L'urine ne contient ni sucre, ni albumine. Urée : 13,25 ; acide urique : 0,30 ; phosphates : 4,50 ; chlorures : 10,50. Poids : 49 kgr. 250.

Le 22 janvier, nous commençons les injections de Radiodine, 3 par semaine.

Le 6 février, le malade a meilleur appétit et tousse beaucoup moins. Il est moins oppressé et transpire moins. Poids : 51 kgr.

Le 3 mars, il a très bon appétit et ne tousse plus qu'un peu le matin. Les crachats sont moins épais et contiennent de très rares bacilles de Koch ; les microbes associés ont disparu. Poids : 52 kgr. 750.

Le 10 avril, l'état général est de plus en plus satisfaisant. Poids : 53 kgr. 850.

Le 20 mai, le malade se sent tout à fait bien. Il ne tousse plus et ses crachats sont simplement muqueux. Poids : 55 kgr. 250. Au sommet gauche, la respiration est normale ; à droite, la matité a fait place à de la submatité et on entend à peine quelques sibilances. Analyse des urines, phosphates : 2,60 ; chlorures : 7,80.

Obs. XXI. — G... Pauline, 5o ans. Son mari est mort de la poitrine il y a deux ans. Elle a maigri de 15 kilos depuis ce moment. Syphilis il y a 20 ans. Anorexie et sueurs nocturnes. Quintes de toux fréquentes et crises de dyspnée ; crachats verdâtres, renfermant de très nombreux bacilles de Koch. Rien dans les urines. Névralgies dorsales. Poids : 51 kilogrammes. Matité et râles humides au sommet droit ; submatité et respiration soufflante du sommet gauche en avant, craquements secs en arrière. Symptômes d'emphysème généralisé.

Le 25 mars, elle a très bon appétit et ne transpire plus la nuit. Elle tousse beaucoup moins et les crises d'étouffements sont moins fortes et moins fréquentes. Crachats moins épais, moins verdâtres, renfermant d'assez rares bacilles de Koch. Poids : 54 kilogrammes.

Le 1ᵉʳ mars, nous commençons les injections de Radiodine : une tous les jours pendant un mois ; puis tous les 2 jours, jusqu'à la 40ᵉ.

Le 10 mars, la malade a meilleur appétit et se sent plus forte. Elle transpire moins et se plaint moins de ses névralgies dorsales. Poids : 52 kgr. 3oo.

Le 20 avril (après une série d'injections de Radiodine), l'état général est de plus en plus satisfaisant. La malade ne tousse qu'un peu le matin et les crachats sont simplement muqueux et ne renferment plus de bacilles de Koch. Poids: 54 k. 6oo Au sommet droit, la matité a fait place à de la submatité et à l'auscultation on entend à peine quelques râles. Au sommet gauche, la respiration est tout à fait normale.

Obs. XXII. — K... Henri, fourreur, 35 ans. A maigri depuis deux ans. Tousse et crache, surtout la nuit. Anorexie et sueurs nocturnes, depuis six mois. Les crachats épais, verdâtres, renferment de nombreux bacilles de Koch. Rien dans les urines. Poids : 63 kilogrammes. Matité et râles humides au sommet droit.

Le 26 février 1913, nous commençons les injections de Radiodine : trois injections par semaine.

Le 15 mars, le malade a meilleur appétit et se sent plus fort. Il ne transpire plus la nuit. Il tousse moins et repose mieux ; les crachats sont moins épais, à peine jaunâtres et renferment de très rares bacilles. Poids : 64 kgr. 8oo.

Le 16 avril, l'appétit est excellent et les forces reviennent de jour en jour. Il tousse à peine le matin et ne crache presque plus. Poids : 67 kgr. 3oo.

Le 10 mai, l'état général est de plus en plus satisfaisant. Les crachats sont simplement muqueux et ne contiennent plus de bacilles de Koch. Poids : 69 kgr. 8oo. Au sommet droit, la matité a fait place à de la submatité et on entend à peine quelques craquements à l'auscultation.

Obs. XXIII. — M... Émilie, couturière, 3o ans. Est malade depuis 4 mois ; a maigri de 11 kilogrammes. Quintes de toux fréquentes, surtout le matin et la nuit. Crachats épais, verdâtres, renfermant d'assez nombreux bacilles de Koch. Rien dans les urines. Oppression et palpitations au moindre effort. Fatigue générale. Aménorrhée depuis 4 mois. Sueurs nocturnes abondantes. Anorexie et selles diarrhéiques après les repas. Matité et râles humides au sommet droit ; submatité et respiration soufflante au sommet gauche en avant, craquements secs en arrière.

Le 4 février 1913, nous commençons les injections de Radiodine : une tous les jours pendant un mois, puis tous les 2 jours, jusqu'à la 40ᵉ. Repos de 15 jours et reprise d'une seconde série semblable.

Le 20 février, la malade a meilleur appétit et se sent moins fatiguée. Elle transpire moins la nuit et a beaucoup moins d'oppression.

Le 5 mars, elle ne tousse presque plus la nuit et ne transpire plus. L'appétit est excellent et les selles sont plus moulées.

Le 26 mars, elle ne tousse plus que le matin ; les crachats sont moins épais, moins verdâtres et renferment de très rares bacilles de Koch.

Le 26 avril, l'état général est satisfaisant. Les crachats sont simplement muqueux et ne contiennent plus de bacilles. Les règles sont revenues ces jours derniers pour la première fois.

Le 26 mai, la malade va tout à fait bien ; nous cessons les injections. Elle a repris 5 kilogrammes. La respiration est normale au sommet gauche ; au sommet droit, la matité a fait place à de la submatité et on entend à peine quelques râles disséminés.

Obs. XXIV. — P... A..., 27 ans, dessinateur. Est malade depuis un an ; tousse et crache, surtout le matin et le soir. Anorexie et digestions lourdes; entérite muco-membraneuse avec diarrhée. Oppression facile, au moindre effort. Sueurs nocturnes abondantes. Les crachats épais, verdâtres, contiennent d'assez nombreux bacilles de Koch. Rien dans les urines. Poids : 5o kgr. 3oo. Matité et râles humides au sommet gauche ; submatité et respiration soufflante au sommet droit en avant, craquements secs en arrière.

Le malade souffre en outre de l'évolution de la dent de sagesse inférieure gauche. Un examen radioscopique montre qu'il s'agit d'une ostéite bacillaire du maxillaire inférieur. Notre éminent confrère le docteur Pietkiewicz pratique en notre présence, le 13 février, l'ablation de la dent de sagesse après anesthésie locale à la novocaïne et fait en même temps un curettage de l'os malade. A la suite de l'opération, le malade présente du trismus très accentué, ne permettant qu'une alimentation liquide ; les forces déclinent de jour en jour. Adénites cervicales, surtout du côté gauche. Insomnie presque continue.

Le 15 février, nous commençons les injections de Radiodine : une tous les jours pendant un mois, puis tous les deux jours, jusqu'à la 40ᵉ.

Le 6 mars, le trismus a beaucoup diminué ; le malade ouvre presque complètement la bouche. Les adénites cervicales ont diminué de moitié. Le malade a meilleur appétit et dort mieux ; il tousse beaucoup moins.

Le 20 mars, il ne tousse plus guère que le matin ; les crachats, moins épais, moins verdâtres, renferment de très rares bacilles de Koch.

La lésion du maxillaire est complètement cicatrisée et il n'existe plus de trismus.

Malgré l'état de dénutrition causée par le trismus, il a repris du poids. Poids : 51 kgr. 8oo.

Le 8 avril (après 4o injections de Radiodine), l'état général est assez satisfaisant. Poids : 53 kgr. 200. Le adénites cervicales sont à peine sensibles. La respiration est normale au sommet droit : au sommet gauche, la matité a fait place à de la submatité et on entend à peine quelques

craquements. Les crachats sont simplement muqueux et ne montrent plus de bacilles de Koch à l'examen microscopique. Le malade part à la campagne pour y passer l'été.

Nous l'avons revu le 15 mai ; son état continuait à être satisfaisant. Poids : 54 kgr. 9oo.

Obs. XXV. — S... Pierre, 45 ans, fort aux halles. Pneumonie il y a 5 ans ; a maigri depuis de 1o kilogrammes. Anorexie et sueurs nocturnes au moindre effort. Oppression facile. Toux sèche, quinteuse, surtout le matin ; crachats épais, jaunâtres, renfermant d'assez nombreux bacilles de Koch. Rien dans les urines. Poids : 8o kilogrammes. Matité et râles humides au sommet droit.

Le 20 janvier 1913, nous commençons le Radiodine : 3 injections par semaine.

Le 6 février, le malade a meilleur appétit et transpire moins. Il a beaucoup moins d'oppression. Poids : 81 kgr. 200.

Le 17 février, il ne tousse plus qu'un peu le matin. Les crachats sont moins épais, presque blanchâtres et renferment de rares bacilles. Poids : 82 kilogrammes.

Le 1ᵉʳ mars, il a très bon appétit et les forces reviennent de jour en jour. Poids : 83 kilogrammes.

Le 4 avril, l'état général est de plus en plus satisfaisant. Poids : 84 kgr. 3oo.

Le 16 mai, il ne tousse plus et ne crache plus. Poids : 86 kgr. 200.

La respiration est normale au sommet droit ; il persiste seulement une légère submatité à la percussion.

Obs. XXVI. — L... Étienne, 20 ans, cuisinier. Anorexie et fatigue générale. A maigri de 8 kilogrammes en un an. Quintes de toux fréquentes, surtout le matin et le soir ; crachats jaune verdâtre, renfermant d'assez nombreux bacilles de Koch. Rien dans les urines. Poids : 64 kilogrammes. Matité et râles humides au sommet gauche.

Le 14 février, nous commençons le Radiodine : 3 injections par semaine.

Le 20 février, le malade a meilleur appétit et se sent plus fort. Il tousse moins et transpire moins ; les crachats sont moins épais. Poids : 65 kilogrammes.

Le 7 mars, il a très bon appétit et ne crache presque plus. Poids : 66 kgr. 500.

Le 14 mars, l'état général est de plus en plus satisfaisant. Poids : 67 kgr. 200.

Le malade tousse à peine le matin.

Les crachats renferment de très rares bacilles. Au sommet gauche, la respiration est à peine soufflante en avant et on entend seulement quelques râles en arrière.

Le 8 avril, le malade ne tousse plus et ne crache plus. Poids : 68 kgr. 500.

Le 29 avril, la respiration est tout à fait normale au sommet gauche, sauf une légère submatité à la percussion. Poids : 69 kgr. 600.

Obs. XXVII. — R... Rose, 35 ans, pâtissière. A maigri depuis 4 mois. Anorexie et sueurs nocturnes. Aménorrhée depuis 3 mois. Tousse et crache, surtout la nuit; crachats épais, verdâtres, renfermant de très nombreux bacilles de Koch. Rien dans les urines. Matité et râles humides au sommet gauche; submatité et respiration soufflante au sommet droit en avant, craquements secs en arrière. Poids : 46 kgr. 200.

Le 21 janvier 1913, nous commençons le Radiodine : une injection tous les jours pendant 1 mois, puis tous les 2 jours, jusqu'à 40.

Le 9 février, la malade a meilleur appétit et transpire moins. Elle tousse moins la nuit et dort mieux. Poids : 47 kgr. 500.

Le 26 février, elle se sent beaucoup plus forte et ne tousse plus qu'un peu le matin. Les crachats moins épais, presque blanchâtres, renferment d'assez rares bacilles de Koch. Poids : 48 kgr. 800.

Le 10 mars, la malade se trouve tout à fait bien. Elle tousse à peine le matin et les crachats sont simplement muqueux. Poids : 50 kgr. 300. Au sommet droit, la respiration est normale; à gauche, la matité a fait place à de la submatité, et on entend à peine quelques craquements.

Obs. XXVIII. — L... Auguste, 33 ans, ouvrier gazier. Malade depuis 5 ans; a été soigné dans un sanatorium. Rechute il y a 2 ans. A perdu 15 kgr. en 6 mois. Anorexie et troubles dyspeptiques. Sueurs nocturnes abondantes et accès fiévreux dans la soirée. Quintes de toux fréquentes, surtout le matin. Crachats jaune verdâtre, renfermant de nombreux bacilles de Koch. Traces

d'albumine dans les urines. Poids : 62 kgr. Au sommet droit, submatité et respiration soufflante en avant; craquements secs en arrière. Au sommet gauche en arrière, nombreux râles humides; en avant, souffle de pneumothorax (ce dernier daterait de 6 semaines).

Le 5 février 1913, nous commençons les injections de Radiodine : une tous les jours pendant un mois, puis tous les 2 jours, jusqu'à 40.

Le 15 février, le malade tousse moins et crache beaucoup moins; les crachats sont moins épais, à peine verdâtres et renferment de rares bacilles. L'appétit et les forces commencent à revenir. Au sommet droit, la respiration est à peine soufflante en avant et on entend seulement quelques craquements en arrière. Poids : 63 kgr. 600.

Le 5 mars, le malade a très bon appétit et ne tousse plus qu'un peu le matin. Les crachats sont blanchâtres et contiennent de très rares bacilles. Poids : 65 kgr.

Le 26 mars, l'état général est de plus en plus satisfaisant. Poids : 67 kgr. La respiration est normale au sommet droit; au sommet gauche, le souffle de pneumothorax est beaucoup moins accusé, et on perçoit à peine quelques râles humides en arrière. Poids : 69 kgr. 200. Le malade est admis dans un sanatorium.

Obs. XXIX. — M... Léa, 46 ans, modiste. Malade depuis 6 mois, à la suite d'une grippe. Anorexie et perte des forces. Tousse et crache, surtout le matin. Sueurs nocturnes. Oppression au moindre effort. Poids : 40 kgr. 400. Rien dans les urines. Les crachats jaune verdâtre renferment de nombreux bacilles de Koch. Matité et râles humides au sommet droit; submatité et respiration soufflante au sommet gauche en avant, craquements secs en arrière. Température rectale de 38°,2 le matin, 38°,6 à 39° le soir.

Le 14 mars, nous commençons le Radiodine : une injection tous les jours pendant un mois, puis tous les 2 jours jusqu'à la 40ᵉ.

Le 2 avril, la malade a meilleur appétit et ne transpire plus la nuit. Elle est beaucoup moins oppressée et elle ne tousse plus guère que le matin; les crachats sont moins épais, moins verdâtres. Poids : 41 kgr. 900. La température ne dépasse plus 38° le matin et 38°,5 le soir.

Le 15 avril, l'appétit est excellent et les crises d'oppression très rares. Les crachats à peine jaunâtres renferment de très rares bacilles. Poids : 43 kgr. 200.

Le 6 mai, la malade tousse à peine le matin et les crachats sont simplement muqueux. Poids : 45 kgr. 100. La respiration est normale au sommet gauche; à droite, la matité a fait place à de la submatité, et on entend à peine quelques fins craquements.

Obs. XXX. — K... Marie, 25 ans, ménagère. A eu un enfant il y a cinq mois, qu'elle a nourri au sein pendant trois mois. Depuis cette époque, elle a perdu l'appétit et a beaucoup maigri. Fatigue générale et sueurs nocturnes abondantes. Poids : 55 kilogrammes. Petites hémoptysies il y a deux mois. Le 23 janvier, nouvelle hémoptysie plus abondante qui a duré trois jours ; la malade crachait le sang à flot. Traitement : boissons glacées, injection d'ergotinine, pilules d'extrait éthéré de gui associé à l'extrait thébaïque. Malgré ce traitement, la malade est prise d'une nouvelle hémoptysie le 30.

Appelé auprès d'elle, nous commençons les injections de Radiodine : une tous les jours pendant un mois, puis tous les 2 jours jusqu'à la 40°.

Souffle caverneux du sommet gauche ; matité et râles humides au sommet droit.

Le 5 février, la malade a meilleur appétit et se sent un peu plus forte. Elle tousse bien moins et les crachats sont à peine teintés de sang. A l'examen microscopique, ils présentent de nombreux bacilles de Koch. Poids : 56 kgr. 700.

Le 15 février, l'appétit est excellent et la malade ne transpire plus la nuit. Les crachats sont moins épais, moins verdâtres et ne sont plus teintés de sang. Poids : 58 kgr. 300.

Le 1er mars, la malade se sent beaucoup plus forte. Elle ne tousse plus guère que le matin; les crachats à peine jaunâtres contiennent de très rares bacilles de Koch. Au sommet gauche, le souffle caverneux est bien moins net : à droite, la matité a fait place à de la submatité et l'on entend à peine quelques râles humides. Poids : 60 kilogrammes.

Le 20 mai, l'état général est de plus en plus

satisfaisant. Au sommet droit, il ne persiste qu'une légère submatité à la percussion ; au sommet gauche, on entend à peine le souffle caverneux. Poids : 61 kgr. 500.

Obs. XXXI. — M... Ernest, 50 ans, employé de commerce. Malade depuis trois ans. Anorexie et sueurs nocturnes. Quintes de toux fréquentes et très pénibles, surtout le matin et le soir. Crachats épais, verdâtres, renfermant de très nombreux bacilles de Koch et des microbes associés en grand nombre. Rien dans les urines. Dyspnée au moindre effort. Fièvre hectique (température de 39° le soir). Poids : 62 kilogrammes.

Matité et râles humides au sommet gauche : souffle caverneux au sommet droit.

Le 5 mars, nous commençons les injections de Radiodine : une tous les jours pendant un mois, puis tous les 2 jours, jusqu'à la 40°.

Le 19 mars, le malade a meilleur appétit et se sent plus fort ; il tousse beaucoup moins et transpire moins la nuit. Poids : 62 kgr. 200.

Le 5 avril, les forces et l'appétit augmentent de jour en jour. Le malade ne transpire presque plus et n'a plus de fièvre hectique (la température rectale ne dépasse pas 38°,5 soir). Poids : 62 kgr. 600. Il ne tousse plus guère que le matin : les crachats sont moins épais, à peine jaunâtres et renferment d'assez rares bacilles.

Le 25 avril, l'état général est de plus en plus satisfaisant. Poids : 65 kilogrammes.

Au sommet gauche, la matité a fait place à de la submatité et on entend à peine quelques craquements fins; à droite, le souffle caverneux est bien moins net.

Obs. XXXII. — B... Marie, 53 ans. Atteinte de diabète depuis 5 ans (elle avait eu jusqu'à 60 grammes de sucre par litre); ne présente plus actuellement que des traces de sucre dans l'urine. Congestion pulmonaire il y a un an; depuis a beaucoup maigri. Anorexie et sueurs nocturnes; fièvre hectique (température de 39° et même 39°,5 le soir). Quintes de toux fréquentes, surtout la nuit, provoquant l'insomnie. La malade garde le lit depuis trois mois. Crachats épais, verdâtres, renfermant de nombreux bacilles de Koch. Souffle caverneux au sommet gauche ; submatité et respiration soufflante au sommet droit en avant, craquements secs en arrière.

Le 12 mars 1913, nous commençons le Radiodine : une injection tous les jours pendant un mois, puis tous les deux jours, jusqu'à la 40°.

Le 20 mars, la malade tousse moins la nuit et transpire beaucoup moins ; elle commence à reposer une grande partie de la nuit.

Le 3o mars, elle a meilleur appétit et se sent plus forte. Elle ne tousse plus que le matin et se sent bien moins oppressée. Les crachats sont moins épais, à peine jaunâtres et renferment de rares bacilles de Koch. La température ne dépasse plus 36°,5 le soir.

Le 12 avril, l'état général est de plus en plus satisfaisant : la malade peut rester levée toute l'après-midi sans fatigue.

Le 5 mai, l'appétit est excellent et les forces reviennent de jour en jour. La respiration est normale au sommet droit ; à gauche, le souffle caverneux est bien moins net.

CONCLUSIONS

De cette étude chimique, physiologique et clinique de l'iodoradiumthérapie, nous pouvons tirer les conclusions suivantes :

1° Étant donnée la puissance antiseptique et bactéricide respective des trois éléments constituants du Radiodine (iode, menthol, radium), cette association médicamenteuse constitue, d'après les données actuelles de la chimiothérapie, la médication antibacillaire spécifique par excellence.

2° La physiologie, en nous démontrant les propriétés si efficaces du radium (action générale d'une part sur la nutrition s'exerçant à doses extrêmement faibles et se prolongeant pendant une période presque indéfinie; d'autre part pouvoir bactéricide et antitoxique extrêmement remarquable à l'égard du bacille de Koch), nous explique la puissance thérapeutique du Radiodine dans lequel l'iode et le menthol, ces deux antiseptiques de tout premier ordre, viennent compléter heureusement l'action du précieux métal.

3° La clinique, en nous démontrant d'une part l'innocuité absolue de cette préparation qui ne présente pour ainsi dire aucune contre-indication importante, et d'autre part sa grande efficacité dans tous les cas de tuberculose pulmonaire ou chirurgicale, comme l'attestent actuellement plus de 3.000 observations émanant des phtisiologues les plus éminents du monde entier, confirme d'une façon éclatante les données physiologiques et pharmacodynamiques précédentes et place sans aucun conteste à l'heure actuelle l'iodoradiumthérapie au premier rang des médications spécifiques contre la tuberculose.

TRAITEMENT SCIENTIFIQUE COMPLET DE LA TUBERCULOSE
par la combinaison du traitement rationnel, du traitement chimiothérapique, du traitement physiothérapique,

par M. le docteur **L.-F. DUBÉ**, *N.-D.-du-LAC (Canada),*
Lauréat de la Société Internationale de la Tuberculose.

Avant d'entrer au cœur de notre sujet, il convient de nous demander où la science en est rendue, exactement, dans le traitement de la tuberculose pulmonaire.

Je n'ai ni la prétention de pouvoir, ni l'intention de vouloir discuter la valeur des divers traitements employés aujourd'hui contre cette maladie. La chose a été faite par un grand nombre d'auteurs dont la valeur et les connaissances phtisiothérapiques ne sont pas à discuter (1).

Mais en observateur pratique possédant quelque six années d'expérience et de travail; après avoir lu et relu la plupart des ouvrages ayant trait au traitement de la tuberculose en général; après avoir mis en pratique les nombreuses connaissances acquises dans ces recherches d'un traitement vraiment curatif; après avoir, parmi les méthodes qui nous paraissaient incomplètes, modifié les unes et complété les autres, et quoique n'ayant recueilli qu'un bien petit nombre d'observations dans la localité rurale où nous exerçons notre profession, nous avons pu arriver à la conclusion que chaque traitement pris séparément vaut autant qu'un autre, pas plus qu'un autre. Peut-être cependant pourrait-on faire une exception en faveur du traitement rationnel. Aucun traitement, pris individuellement ne peut être proclamé la panacée curative de la tuberculose.

Mais si un seul traitement — même bien conduit — ne saurait produire la guérison d'un grand nombre de poitrinaires, il n'en est pas de même, selon nous, de la combinaison des différents traitements.

Pourquoi essayer de guérir un tuberculeux par le seul traitement rationnel, au sanatorium ou ailleurs, et négliger de le faire bénéficier en même temps du traitement chimiothérapique et physiothérapique ?

La raison en est simple : c'est que les partisans de tel ou tel traitement, voulant montrer la supériorité de leur manière de faire, écartent tous les autres procédés. Mais, nous répondra-t-on, nous avons eu 10, 15 p. 100 de guérisons avec le traitement chimiothérapique, 20 p. 100 ou plus avec le traitement rationnel ou physiothérapique !

Nous répondrons :

Vous auriez eu 25, 30 p. 100, et, même beaucoup plus, si vos malades avaient suivi toutes les cures à la fois. Si possibilité il y a d'atteindre un but, nous considérons que deux ou trois puissances agissant de concert et dans la même direction, l'atteindront plus facilement qu'une seule.

Voilà l'idée directrice qui nous a déterminé à essayer, sur un même sujet, la combinaison du traitement rationnel, du traitement chimiothérapique et du traitement physiothérapique.

Ce court préambule nous conduit à vous entretenir des différents modes de traitement, et à établir une ligne de conduite générale qui devra nous servir de guide dans le traitement scientifique complet de la tuberculose.

Aujourd'hui, les phtisiothérapeutes sont unanimes à proclamer que le traitement doit être mixte, c'est-à-dire qu'il doit s'attaquer à la fois au bacille et au terrain morbide. C'est aussi notre avis. Avec le professeur Robin,

---

(1) L. Rénon, *le Traitement scientifique pratique de la tuberculose pulmonaire,* 1911.

Alb. Robin, *Thérapeutique usuelle du Praticien. Traitement de la Tuberculose,* 1912.

nous croyons que la question du terrain est aussi importante que la question du bacille. Loin de nous l'idée de vouloir combattre la tuberculose en fortifiant le terrain morbide et en négligeant le bacille.

Les deux objets sont à nos yeux d'une égale valeur.

Sommes-nous dans l'erreur ? L'épreuve du temps est là pour nous répondre.

A côté des uns qui veulent guérir leurs malades par le traitement rationnel exclusivement, c'est-à-dire en s'attaquant au terrain, nous pouvons en opposer d'autres, non moins autorisés, qui s'acharnent à la graine. Et les résultats ?...

A l'heure actuelle, vouloir guérir nos malades en attaquant une seule cause, c'est, croyons-nous, commettre une grave erreur.

Pour devenir tuberculeux, il faut deux choses : le bacille et le terrain préparé. Sans l'un et l'autre de ces deux éléments, pas de tuberculose. Or, puisqu'il faut une graine et un terrain préparé pour devenir tuberculeux, nous sommes justifiables de vouloir faire une lutte scientifique et complète en attaquant l'un et l'autre.

Nous croyons que l'épreuve du temps est faite pour la plupart de ces traitements pris individuellement, et qu'il est temps, si nous ne voulons pas risquer de tourner dans un cercle vicieux, d'orienter nos efforts dans une autre direction.

Ce mode de traitements combinés, que nous allons exposer, peut être réalisé soit au sanatorium — l'endroit idéal — soit en pratique privée, si l'on peut garder le malade continuellement sous sa surveillance.

Traitement rationnel.

Le tuberculeux tirera profit du traitement rationnel — pour l'amélioration de son terrain morbide — en mettant en pratique : 1° les trois éléments fondamentaux qui sont : l'air, le repos, l'alimentation ; 2° l'hygiène individuelle et l'hippozomothérapie.

Cure d'air.

« Le phtisique, dit Robin (1), quels que soient le degré et la forme de sa maladie, doit vivre jour et nuit à l'air libre. »

L. Rénon, parlant de la cure d'air, dit que « l'idéal serait de faire respirer aux tuberculeux de l'air stérile, ou de l'air stérilisé ». Attendons les résultats des recherches de l'air idéal, recherches savamment poursuivies par M. le docteur Bernheim ; — pour le moment, choisissons l'endroit où l'air est le plus pur possible.

Ceci nous amène à dire que tout tuberculeux ne doit pas séjourner dans les grands centres, dans les villes manufacturières où l'air est constamment vicié par les émanations gazeuses diverses, par la vapeur et par la fumée ; où les rayons solaires sont tamisés par d'épais brouillards au lieu d'arriver directement en contact avec le tuberculeux. Inutile de faire suivre à un bacillaire ou à un tuberculeux un traitement quelconque, même vraiment scientifique et complet, si l'air qu'il respire est de mauvaise qualité.

Nous avons cherché une formule qui peut s'appliquer à la généralité des tuberculeux, à très peu d'exceptions près, et nous concluons que les tuberculeux doivent passer les jours entiers dehors, été comme hiver, à la campagne et installés sur une colline de 1.000 à 1.200 pieds au-dessus du niveau de l'Océan, penchant vers le sud-est, sud, sud-ouest, dans un endroit agréable, non sur le bord, mais à quelque distance d'un lac, avec une forêt pour intercepter les vents du nord et du nord-ouest, les plus sévères de notre localité, est, croyons-nous, l'endroit le plus salubre pour la cure tuberculeuse, telle qu'elle se pratique de nos jours.

Nous disions plus haut pourquoi le tuber-

---

(1) Robin, *loc. cit*, Rénon, *loc. cit.*

culeux doit fuir l'air des grandes villes et se réfugier à la campagne.

Nous avons choisi 1.000 à 1.200 pieds de hauteur maximum, ce qui n'est ni trop élevé ni trop bas, car nous considérons qu'il est inutile de chercher de fortes altitudes qui ne sont pas toujours à la commodité, et surtout et principalement, qui ne vont pas à la généralité les tuberculeux. *In medio stat virtus.*

Exposés au sud-est, sud, sud-ouest, ils bénéficient le plus longtemps possible de la totalité des rayons solaires.

Le voisinage d'un lac a l'avantage de maintenir l'état hygrométrique de l'atmosphère dans un équilibre à peu près stable.

Enfin, la forêt intercepte les grands vents et les tuberculeux ne respirent que de l'air stérilisé par les rayons solaires actiniques, et tamisé par le pin, le sapin et l'épinette. En plus, dit Lalesques (1), « les forêts sont préservatrices grâce à leur température, à leur état hygrométrique, à leur abri ; de plus, sédatives par leur humidité et l'abondance de leur ozone, aseptiques par la pureté atmosphérique, antiseptiques par leur ozone, toniques par leurs vapeurs térébenthinées ».

Donc pour résumer, disons que la cure d'air du traitement rationnel se fera :

1º A la campagne — sans exception ;
2º A une altitude de 1.000 à 1.200 pieds;
3º Exposition sud-est, sud-sud, ouest;
4º A la forêt.

Cure de repos.

Le repos est le sédatif par excellence des échanges. Plus un organisme fournit de travail, puis il absorbe d'oxygène et plus il fabrique d'acide carbonique. Donc, prescrivons aux tuberculeux un repos intellectuel et physique. De la cure de repos raisonnée à l'ancienne cure de repos systématique et vraiment trop draconienne, il y a des abîmes.

Dumarest dit « que le repos systématique ne s'applique pas plus que l'alimentation systématique ».

Il faut bien avoir présent à l'esprit que nous traitons, non pas une maladie, mais des malades. Aucune affection, probablement, ne demande, de la part du médecin, autant de tact et de connaissances scientifiques, que la tuberculose. C'est ce qui fit dire au professeur Landouzy (1) que « le praticien qui n'est pas rompu au diagnostic, au pronostic, au traitement comme aux questions de prophylaxie du bacille tuberculeux, risque fort, non seulement de mal servir les intérêts de ses clients, mais encore, pour une part, de compromettre l'hygiène publique ».

Ainsi, il faudra savoir prescrire le repos absolu à un hyperthermique, à un hémoptysique, à un tachycardique, etc. Au contraire, de légers exercices — et dans le cas la marche est le plus recommandé — aux apyrétiques, etc. Encore faut-il distinguer dans cette catégorie des apyrétiques. Le repos sera prescrit si l'apyrétique est un tachycardique. Enfin, inutile de répéter ici les indications du repos absolu, ainsi que les exceptions que l'on trouve dans tous les traités classiques.

La cure de repos est solidaire de la cure d'air. Prescrire l'une c'est sous-entendre l'autre. La position horizontale est certainement la plus favorable de toutes. Le malade sera installé sur une chaise longue, bien chaudement — le sac de fourrure est très recommandé — une bouillotte aux pieds, à l'abri du vent, et la tête protégée contre les rayons solaires.

Combien de temps doit durer une séance de cure de repos ?

Nous prescrivons rarement plus de deux heures par séance.

Voici comment nous formulons :

De 7 heures et demie du matin à 9 heures

---

(1) F. Lalesques, *les Cures forestières*, III⁰ Congrès Int. de physiothérapie, Paris, 1910.

(1) Landouzy, Évolution historique de la phtisiologie, *la Presse médicale*, 23 mars 1912, p. 238.

du soir, six heures de repos ainsi réparties : cure de repos, séance de deux heures dans l'avant-midi ; une demi-heure après le dîner — midi — séance de deux heures et demie ; une demi-heure après la collation — 4 heures de l'après-midi — troisième séance de deux heures seulement et d'ailleurs facultative ; quatrième séance, d'une heure, une demi-heure après le souper. Cette dernière, de 8 heures à 9 heures du soir, se fait à la véranda. Les trois autres se font à la forêt, à l'exception des jours pluvieux où les quatre séances se font à la véranda. La totalité des tuberculeux apyrétiques retire de grands bienfaits d'une cure de repos ainsi comprise. Cependant il est une catégorie de malades qui supporte assez difficilement, au début surtout, la cure de repos. Ce sont les jeunes tuberculeux nerveux. Pour eux, il leur faut agir, remuer sans cesse. Le temps leur paraît très long. Une garde-malade intelligente et gaie sera une précieuse ressource dans ce cas. Une cure de repos dans un endroit agréable, où les malades jouissent d'un beau panorama, sera d'un effet salutaire pour le caractère mélancolique d'un certain nombre.

On peut tolérer un peu de lecture dans l'avant-midi, pendant la cure de repos. La séance de l'après-dîner est faite en silence.

Enfin il est une foule de petits détails qui, à première vue, paraissent sans valeur, mais qui tous ont une importance capitale.

Donc, la cure de repos du traitement rationnel se fera :

1º Dans la position horizontale ;

2º A l'abri du vent ;

3º La tête protégée contre les rayons solaires ;

4º A l'air pur, à la forêt.

Cure d'alimentation.

Pour nous, la question de l'alimentation est certainement la partie la plus délicate du traitement rationnel de la tuberculose. On réussit assez facilement à faire suivre la cure d'air ; la cure de repos en général s'observe aussi très bien. Pour l'alimentation, c'est différent. Tel tuberculeux est dyspeptique ; tel autre anorexique ; celui-ci ne peut manger ni œufs, ni lait ; celui-là a horreur de la viande, etc.

Pourtant il faut qu'il mange, non seulement assez pour subvenir aux besoins d'un organisme défaillant, mais pour qu'un petit surplus se fixe dans les tissus.

Un tuberculeux, d'après Rénon (1), a besoin d'un tiers en plus de la ration ordinaire pour couvrir ses besoins. Il lui faut environ 45 calories par kilogramme.

Combien de repas, par vingt-quatre heures, un tuberculeux doit-il prendre ?

Il faut de toute nécessité éviter la suralimentation, ainsi que le surmenage stomacal. Nous pouvons prescrire à nos malades trois bons repas par jour avec une légère collation vers les quatre heures de l'après-midi. Ce n'est pas trop et c'est suffisant ; encore permettrons-nous, en plus, un verre de lait au moment du coucher. Le simple raisonnement nous ordonne de donner à l'estomac un moment de repos. Pourquoi vouloir faire travailler cet organe vingt-quatre heures par jour ? Une personne en santé ne pourrait supporter un pareil surmenage alimentaire.

Les repas seront pris dans un appartement bien aéré. Il faut que le malade mange lentement et qu'il mastique bien. Nombre de phtisiothérapeutes imposent le silence en mangeant. Nous sommes de l'avis contraire : une légère conversation nous paraît plutôt salutaire. Le tuberculeux mange plus lentement en causant que s'il est occupé exclusivement de ce qu'il mange ; la digestion se fait mieux, les glandes salivaires ayant le temps de sécréter suffisamment pour humecter les aliments avant leur déglutition ; enfin le temps se passe plus agréablement. Il faut, tout en

(1) RÉNON, *loco citato.*

surveillant étroitement le tuberculeux, lui donner une certaine liberté afin qu'il ne se croie pas trop malade. S'il se sent tout le temps surveillé, il se croira perdu à tout jamais, il se découragera, et on sait qu'un tuberculeux découragé est un malade perdu.

Les dents du tuberculeux seront fréquemment examinées. Une mauvaise digestion dépend souvent d'une mastication mal faite parce que les dents sont en défaut.

Une autre question beaucoup plus complexe est de savoir ce que le tuberculeux doit manger.

Pour nous, avec beaucoup d'autres, nous disons qu'un tuberculeux doit manger de tout. Nous sommes adversaire de l'alimentation systématique tout comme du repos systématique. Rien de plus illogique que de prescrire du lait, des œufs, de la viande, matin, midi, soir. Pourquoi ne pas varier l'alimentation ? Mon maître, le professeur H. Hervieux, disait souvent que l'on reconnaît un médecin à sa manière de prescrire : « Prescrivez beau à l'œil, bon au goût, avec les propriétés thérapeutiques voulues », c'est ce qu'il ne cessait de nous redire. Pourquoi ne pas appliquer ce principe à l'alimentation du tuberculeux ? L'art culinaire ne doit pas avoir de secret pour le phtisiothérapeute.

Ainsi, le tuberculeux se déminéralise et se décalcifie ; une alimentation raisonnée visera à la reminéralisation et à la recalcification de l'organisme. C'est pourquoi il est très important de connaître la composition de chaque aliment prescrit.

Quels sont donc les aliments les plus riches en principes reminéralisateurs ou d'épargne ?

En voici la liste, telle que faite par le professeur Alb. Robin :

A. — *En chaux* (1).

Aliments animaux. — Œufs, lait.

---

(1) Alb. Robin, Thérapeutique usuelle du Praticien, *Traité de la Tuberculose*, Paris, 1912.

Aliments végétaux. — Haricots, fèves, choux, asperges.

Fruits. — Fraises, oranges, figues.

B. — *En magnésie.*

Aliments animaux. — Œufs, cervelles, ris de veau.

— végétaux. — Haricots, fèves, pois, choux de Bruxelles.

Fruits. — Pommes, fraises, châtaignes.

C. — *En phosphore.*

Aliments animaux. — Œufs, veau, poissons, fromages, lait, laitance.

— végétaux. — Haricots, fèves, pois, lentilles, carottes.

Fruits. — Amandes, figues, dattes.

D. — *En potasse.*

Aliments animaux. — Viande de boucherie, foie.

— végétaux. — Haricots, fèves, pois, navets, pommes de terre.

Fruits. — Pommes, cerises, prunes, raisin.

E. — *En fer.*

Aliments animaux. — Viande de bœuf, œufs, lait.

— végétaux. — Riz, lentilles, asperges, navets, choux de Bruxelles, salades, épinards.

Fruits. — Pommes, poires, prunes, fraises.

F. — *En silice.*

Aliments végétaux. — Choux-fleurs, haricots, fèves, salades vertes.

Fruits. — Pommes, raisin.

G. — *En iode.*

Aliments animaux. — Crevettes grises, homard, huîtres.

— végétaux. — Haricots verts, asperges, carottes, riz.

Fruits. — Ananas, fraises.

Un mot sur le mode de préparation des aliments est indispensable. Point capital pour le tuberculeux : « Il faut que les aliments, par l'aspect, l'odeur, la saveur et la variété, plaisent aux sens et satisfassent l'esprit pour disposer l'estomac à les bien digérer », dit Armand Gauthier.

Avec une alimentation aussi variée, on peut dire que la cure est beaucoup simplifiée. Après que le médecin aura dressé, lui-même, le menu d'une semaine, le chef cuisinier étant des plus compétents, il fera de manière à présenter les mets pour qu'ils plaisent à l'œil, au nez et au palais. L'appétit des tuberculeux est des plus capricieux. Pourtant il faut qu'ils mangent suffisamment pour fournir une moyenne de 2.700 calories par jour pour 60 kilogrammes de poids corporel.

Donc :

Les viandes, poissons, légumes, seront bien cuits. Une volaille bien rôtie à la broche, d'un beau jaune foncé, piquée de tartines de beurre, servie sur un plat immaculé, décoré de feuilles vert tendre de laitue, à son approche frappe l'œil, l'odeur qui s'en exhale excite l'odorat et immédiatement les glandes salivaires commencent à sécréter. Une mauvaise digestion n'est jamais causée par des aliments mangés avec goût. De là, à la triade de viande crue, œufs, lait, il y a loin. Qui n'a pas entendu cent fois cette phrase : « Monsieur, je ne peux plus sentir les œufs ! »... Les œufs... pourtant ils peuvent être apprêtés de mille manières différentes.

Voilà la seule manière d'interpréter la cure d'alimentation du traitement rationnel. En suivant cette ligne de conduite, nos tuberculeux reprenaient leur appétit perdu, et comme conséquence logique regagnaient en poids. Le moral se relève à la vue d'un si bon appétit et l'espérance renaît.

Quel est le médecin capable d'inspirer à son malade l'espoir de la guérison si, à chaque visite quotidienne, il entend la même phrase :

« Monsieur, je ne mange pas, je n'ai pas d'appétit, je n'ai pas faim. »

Cure d'hygiène individuelle.

Inutile de redire les règles de l'aération continue. Vu la rigueur de nos hivers, nous remplaçons la fenêtre ouverte par la croisée de coton qui a l'avantage de tamiser l'air, de faire disparaître de la chambre du malade le paravent, d'empêcher la pluie et la neige, ainsi que la brise, d'entrer directement dans la chambre à coucher. Certains tuberculeux soignés à domicile et ne connaissant à peu près rien des règles de l'hygiène, acceptent difficilement le principe de la fenêtre ouverte ; mais il n'en va pas de même pour la croisée de coton, qu'ils pratiquent d'emblée. Les confrères pratiquant dans des régions à longs mois d'hiver, devraient recommander la croisée de coton.

Toutes les parties du corps seront tenues dans la plus grande propreté possible. Deux bons bains par semaine, suivis de frictions à l'alcool, lequel enlève les graisses, ouvriront les pores de la peau, etc. Les mains seront lavées souvent, surtout avant chaque repas. Les dents brossées après chaque repas. Un bon gargarisme pour le pharynx et une pommade à l'acide borique pour le nez.

Des sous-vêtements en laine sont nécessaires de septembre à mai (les deux inclusivement) dans notre province de Québec. Au moment de se mettre au lit, le tuberculeux se dépouille de tous ses vêtements et revêt une longue chemise de nuit. Ses vêtements sont suspendus et aérés durant la nuit.

Le tuberculeux ne doit tousser que quand il a à expectorer ; la toux est toujours fatigante, surtout la toux nerveuse. Pour éviter à son entourage la contagion de son mal, il ne crachera pas par terre. Il n'avalera pas non plus ses crachats, afin de ne pas infecter son tube digestif. Il ne portera pas ses doigts à sa bouche, ni aucun objet.

Il est très important que l'acte respiratoire soit bien exécuté. Bouche fermée, respirer lentement et profondément. Les exercices respiratoires méthodiquement conduits, deux fois par jour, ont tous les avantages désirables. Sous leur influence les poumons se trouvent aérés dans leur totalité ; de plus, le thorax se développe ; il y a augmentation des diamètres antéro-postérieur et bi-latéral de la cage thoracique ; les muscles de la respiration se développent eux aussi. Après 8 à 15 jours, selon les cas, la marche peut être permise un peu plus longue et sans essoufflement.

Pas de rapports sexuels pour les tuberculeux, surtout les femmes. Elles n'ont rien à y gagner et tout à y perdre, car elles s'exposent à devenir enceintes et tout accouchement, à terme ou prématuré, est toujours un choc rétrograde pour la tuberculeuse.

Zomothérapie.

Si nous avons omis de parler de la zomothérapie en étudiant la cure alimentaire, c'est que nous réservions à ce sujet un chapitre à part, pour en montrer l'importance toute spéciale.

Le tuberculeux, à quelque degré de la maladie soit-il, doit faire usage de viande crue. La cure alimentaire du traitement rationnel ne saurait être complète sans cela.

Tout d'abord quelle viande doit-on choisir ?

Disons immédiatement qu'il est inutile, pour le moment du moins, et à notre grand regret, de songer à la viande de cheval comme aliment, car il n'existe aucune tuerie hippophagique, sinon au Canada, au moins dans la province. Les préjugés n'y sont pour rien, mais on a instinctivement un peu horreur de cette viande d'une part, et l'animal est sacrifié en de très mauvaises conditions, à la dernière extrémité, quand il est très vieux ou malade ; en dernier lieu, très peu de médecins prescrivent l'hippozomothérapie, même pour le traitement de la tuberculose.

Il est évident cependant que l'on doit s'adresser à la viande qui contient le plus de principes alibiles qui peuvent être absorbés en presque totalité après une digestion des moins laborieuses.

Le bœuf, le porc et le mouton sont les seules viandes utilisées chez nous. Outre les maladies qu'elles peuvent communiquer, cysticerque du tænia inerme, etc., elles possèdent une valeur alimentaire inférieure à la viande de cheval. Ainsi pour 100 parties on trouve :

(1)	Albuminoïdes	Graisses	Sels
Bœuf	20,96	5,41	1,14
Porc maigre. .	20,25	6,81	1,10
Mouton moyen.	17,11	5,77	1,33
Cheval . . .	21,71	2,25	1,01

De nombreux auteurs, Fuster, Daremberg, Héricourt, Richet, Bernheim, Barbier, Gauthier, Grancher, Dieupart, etc., ont démontré et prouvé la supériorité de la viande de cheval, surtout du suc de viande fraîche, sur tous les autres produits extraits de la viande.

Le suc de viande fraîche de cheval, extrait dans les conditions nécessaires et d'après les procédés voulus (2), est plus riche en matières nutritives : albuminoïdes, hémoglobine et glycogène (3). C'est à l'Horsine que nous avons recours depuis un certain temps, et les effets merveilleux que nous en avons retirés nous engagent fortement à persévérer dans cette nouvelle voie. Agréable au goût, elle est d'une digestion parfaite, même pour les estomacs les plus délicats, en raison de la grande quantité de peptone qu'elle renferme.

En résumé, nous pouvons dire que l'hippozomothérapie, sous forme de suc musculaire — Horsine — à la dose quotidienne de

---

(1) *Le Cheval aliment*, par MM. les docteurs BERNHEIM et ROUSSEAU, Paris, 1908.

(2) P. BARBIER, Cont. à l'étude clinique et expérimentale de la zomothérapie dans la tuberculose et les divers états consomptifs. *La Revue Int. de la Tuberculose*, décembre 1911-mai 1912.

(3) BERNHEIM ET ROUSSEAU, *loc. cit.*

4 cuillerées à soupe, nous a donné d'excellents résultats : augmentation du poids, meilleur appétit, meilleure digestion, diminution de la toux, etc. C'est une préparation vraiment hypernutritive et hyperphagocytaire.

Pour nous, sous peine de redite, nous croyons que le traitement rationnel et vraiment scientifique ne saurait être complet, à moins de faire une place à l'hippozomothérapie.

II

Traitement chimique.

La recalcification.

Que tout tuberculeux se déminéralise et se décalcifie, c'est une démonstration que nous n'avons pas à faire ici. Les travaux remarquables de Robin, Gauthier, Ferrier, Sergent et plusieurs autres, sur le sujet, sont à lire.

Sur cent cinquante (150) tuberculeux examinés par nous, hommes et femmes, quatre-vingts (80) étaient porteurs de prothèse dentaire, quarante (40) avaient de 3 à 6 dents cariées, et les trente (30) autres, une très mauvaise dentition avec début de carie. Mieux vaut prévenir la décalcification chez un sujet en éminence bacillaire que recalcifier un tuberculeux ou un phtisique.

En faisant suivre à nos malades, un traitement chimique recalcifiant, nous avons toujours présent à l'esprit que de tous les minéraux que l'organisme tuberculeux perd, c'est la chaux qui est le plus important. Nous ne perdons pas de vue non plus que la nature guérit des lésions tuberculeuses par processus calcaire. M. le professeur Letulle (1), ayant suivi un grand nombre de tuberculeux traités par la méthode recalcifiante, dit que « l'état de leurs poumons, d'abord stationnaire, s'améliore peu à peu, puis marche vers

la sclérose et l'emphysème avec une allure régulièrement progressive ».

Nous avons constaté que pour tirer le meilleur parti possible de la méthode Ferrier, que nous employons depuis deux années, il fallait être très rigoureux dans l'application du traitement.

Éviter de donner des aliments acides sous quelque forme que ce soit. La viande de bœuf en quantité, surtout, est à proscrire à cause de l'acide phosphorique qu'elle contient ; le pain sera prescrit en très petite quantité, vu sa fermentation acide après ingestion. Nous tolérons environ 200 grammes de croûtes de pain par jour. Aucune boisson alcoolique. A part l'eau pure, la seule boisson permise, c'est l'eau bicarbonatée calcique de Pougues — source Alice. — Nous prescrivons, suivant Ferrier, un verre d'eau de Pougues trois quarts d'heure avant chaque repas. L'eau, de quelque sorte qu'elle soit, se prend toujours plus facilement froide : aussi importe-t-il de la tenir sur la glace ou dans un endroit très frais ; elle est ainsi plus agréable au goût et les malades l'aiment mieux.

Proscrire de l'alimentation les acides n'est pas suffisant, il faut de plus que le tuberculeux prenne de la chaux sous forme de sel soluble, car, dit Ferrier, les sels insolubles ne sont pas stables et s'éliminent trop facilement.

Nous prescrivons généralement, aux deux principaux repas, pendant vingt jours par mois, un cachet Ferrier modifié par Rénon, ainsi composé :

Pour un cachet :

Phosphate tricalcique. Carbonate de chaux.	$\overline{aa}$ 0,50 centigrammes.
Fluorure de calcium . .	0,005 milligrammes.

D'après E. Sidler, le traitement est contre-indiqué dans :

1° Les coliques hépatiques, où il peut réveiller les crises disparues depuis longtemps.

Les entérites anciennes, avec ulcération intestinale;

2° Les appendicites, où la médication est irritante;

3° Les rhumatismes articulaires aigus, — et enfin:

4° Les cas d'alcoolisme, où la suppression absolue des boissons peut provoquer des accidents graves (1).

L'hémoptysie, avec hypertension artérielle, est pour nous la seule contre-indication temporaire, car il ne faut pas perdre de vue que la méthode recalcifiante augmente la tension artérielle. Nous pouvons ajouter que conduite avec prudence, en intercalant une période de dix jours de repos par mois, nous n'en avons obtenu encore aucun effet fâcheux. Au contraire, elle nous a toujours donné les résultats les plus encourageants.

III

Traitement physiothérapique.

ARTICLE PREMIER. — *Héliothérapie.*

L'usage de la lumière solaire dans le traitement des maladies n'est pas nouveau, puisqu'on le prescrivait dès l'antiquité. Pour retirer le plus grand bénéfice possible de la cure héliothérapique, il faut utiliser toutes les forces de la lumière, depuis les rayons infra-rouges, dont les ondes sont les plus longues et les vibrations les plus lentes, jusqu'aux rayons ultra-violets à plus courtes longueurs d'ondes et à vibrations les plus rapides. Ainsi, le tuberculeux bénéficie de tous les effets lumineux, caloriques et actiniques.

Bornons-nous à l'observation des effets cliniques et au mode d'emploi, sans tenir compte des modifications de l'organisme sous l'action des différents rayons.

Les bains solaires sont divisés en deux classes : bains chauds et bains froids.

Le bain froid, c'est-à-dire qui se prend quand le thermomètre, à l'abri du vent et au soleil, est inférieur à la température du corps, est à proscrire, car il élève la pression artérielle, conséquence d'une vaso-constriction.

Le bain chaud, au contraire, est vaso-dilatateur, abaisse la pression artérielle et accélère la respiration et la circulation sanguine.

Voici comment nous l'administrons (1) :

Tous les jours de 11 h. 3o à midi, nos malades, le thorax à nu, sont exposés aux rayons solaires, pendant dix minutes au début, jusqu'à trente minutes plus tard, temps que nous dépassons rarement.

Pour préciser, nous formulons ainsi :

1ʳᵉ semaine	10 minutes.
2ᵉ —	16 —
3ᵉ —	20 —
4ᵉ —	25 —
5ᵉ —	3o —

Nous ferons remarquer que s'il est quelques rares sujets qui supportent difficilement un bain de 25 à 3o minutes, un très grand nombre peuvent aller bien au delà.

Pourquoi ne pas prolonger les bains solaires, puisque le tuberculeux bénéficie de leurs effets ?

C'est que, par des séances courtes, nous empêchons ou plutôt nous retardons la surpigmentation, qui est à éviter.

Oui, cette surpigmentation, si recherchée jadis des héliothérapeutes, est à éviter depuis la magistrale expérience de Malgat sur Abdaulaï, un Sénégalais (2). C'est, dit Malgat, que « les rayons calorifiques incidents éprouvent une moindre réflexion sur une peau uniformément noire que sur une peau uni-

---

(1) E. SIDLER, Statistique présentée au Congrès Int. contre la Tuberculose à Rome, 1912. *Paris médical*, juillet 1912.

(1) Nous employons la méthode Malgat, *Cure solaire de la Tuberculose*, Paris.

(2) Surpigmentation cutanée due à la cure solaire. MALGAT, *Rev. Int. de la Tuberculose*, février 1912.

formément blanche (1) ». Le noir absorbe le maximum de rayons caloriques, tandis que le blanc en réfléchit la plus grande partie. Mais, continue le même auteur, « là s'arrête leur supériorité » puisque, sur une peau surpigmentée, les rayons calorifiques sont à peu près les seuls absorbés. Les autres, étant en très grande partie réfléchis, le tuberculeux par le fait se trouve privé de la presque totalité des rayons lumineux et actiniques, les premiers favorisant probablement la formation d'hémoglobine et les seconds détruisant les microbes.

Ces faits, étant sérieusement considérés, il importe de retarder le plus possible cette surpigmentation, inévitable d'ailleurs, afin que le tuberculeux bénéficie autant que possible de la totalité des rayons solaires.

C'est pourquoi, en exposant nos malades, nous dépassons rarement ce maximum d'une demi-heure.

Article ii. — *Radiodine.*

La thérapeutique antituberculeuse a été dirigée jusqu'ici, en majeure partie, du côté du terrain morbide. Mais nous savons que le terrain n'est pas tout et que, sans la graine, sans le bacille tuberculeux, pas de maladie. Il fallait donc prescrire un médicament capable de détruire le bacille et ses toxines, pour avoir, au moins, la satisfaction de dire que nous faisons une lutte vraiment scientifique, efficace et complète. Jusqu'à l'an dernier, c'est à la sérothérapie — sérum de Marmoreck — que nous nous adressions. Mais le sérum n'agit que sur les toxines et non sur le bacille.

Marmoreck prétend que les bacilles sécrètent des toxines qui exercent une influence paralysante sur les phagocytes. Le sérum neutralisant ces toxines, la phagocytose peut ensuite s'exercer normalement (2).

Bien que l'analyse des résultats du traitement par le sérum de Marmoreck n'ait pas s place ici, nous ne pouvons passer sous silence les faits suivants, qui sont la conclusion sincère de quatre années de pratique biologique par le sérum.

Contrairement aux idées émises par MM. J. Castaigne et F. X. Gouraud (1), que la cure de repos et la cure d'air ne sont pas indispensables, nous disons que dans tous les cas nous avons employé la sérothérapie conjointement avec les autres cures qui, pour nous, sont indispensables, et que les résultats sont très bons. Mais ces mêmes auteurs disent immédiatement après que les cures combinées augmentent certainement l'efficacité du sérum. Alors, pourquoi ne pas donner à ces pauvres poitrinaires le bénéfice de la cure d'air sain indispensable à la respiration, de la cure de repos et d'alimentation ?

Tous nos tuberculeux, au premier et au deuxième degré, ont retiré d'excellents résultats du sérum administré dans de telles conditions.

Nous admettons en toute sincérité que pour le sérum de Marmoreck, ou tout autre, il ne faut pas lui demander, chez un cavitaire, une *restitutio ad integrum* qu'il n'est pas capable de donner, encore moins de l'administrer *in extremis* dans l'espoir d'opérer un miracle.

Nonobstant les bons résultats obtenus par la sérothérapie, nous désirions beaucoup mieux, quand notre attention fut attirée, il y a plus d'un an, par les expériences du savant docteur S. Bernheim, président de l'Œuvre de la Tuberculose Humaine, de Paris, et de plusieurs autres cliniciens de grande valeur, sur le Radiodine.

Nous n'avons pas hésité un seul instant à soumettre quelques tuberculeux que nous avions sous nos soins aux injections du Radiodine, que nous avons employées suivant le

---

(1) Malgat, *loc. cit.*

(2) A. de Martigny, *Rapport présenté au Congrès des Méd. de langue française à Trois-Rivières*, 1906.

(1) Castaigne et Gouraud, Soc. Méd. des Hôpitaux de Paris, séance du 19 nov. 1909 (Rapp. par Rénon, *loc. cit.*).

modus faciendi recommandé par Bernheim.

Nous avons voulu nous rendre compte de la valeur du nouveau médicament, non pas en l'utilisant chez les malades à l'article de la mort, non plus en l'injectant à des tuberculeux dont l'organisation est en pleine déroute, car ce médicament ou ce sérum vraiment spécifique n'est pas encore trouvé.

Nos premières injections de Radiodine portèrent sur trois tuberculeux qui suivaient les autres cures. L'organisme étant en bonne voie, il ne nous restait plus qu'à attaquer le bacille.

Deux de nos malades reçurent deux séries d'injections de 40 chaque série ; l'autre reçut seulement une série de 40 et les trois sont apparemment guéris, eu égard au temps écoulé depuis la dernière injection (10 septembre 1912).

Si, avec l'emploi de l'iode radifère, les résultats que nous avons obtenus sont plus qu'encourageants, nous devons ajouter en toute franchise que nous avons opéré sur des sujets et en des conditions tout à fait favorables.

De nos trois tuberculeux, l'un était à la première période et les deux autres à la deuxième période. Ils avaient, au préalable, suivi, pendant quelque temps seulement — 30 et 40 jours — la cure d'air, de repos, d'alimentation, etc., moins la sérothérapie. Leur organisme était donc en état de résistance.

Les injections sont absolument indolores et ne provoquent pas d'hyperthermie. Nous l'avons administré en injections intramusculaires, dans la région fessière. Une injection par jour durant 20 jours, puis une tous les deux jours, tel que recommandé par Bernheim.

Pour notre climat, assez froid en hiver, nous sommes de l'avis de M. le docteur S. K. Andronov (1), de Saint-Pétersbourg, qui conseille de donner l'iode menthol radio-actif par série de 20 injections avec repos de deux semaines, pour éviter la surcharge rénale, ceci pour l'hiver seulement.

Quels ont été les effets observés chez nos trois malades ?

Effets moraux d'abord :

Sous l'impression que ce nouveau traitement va les guérir, les malades se relèvent, l'espérance renaît et la foi en la guérison est plus sûre ; les malades portés au découragement se révoltent de nouveau et tentent un suprême effort, redoublent de prudence et suivent plus sévèrement encore les règles hygiéniques. D'ailleurs ces bons effets moraux ne sont pas propres au Radiodine, mais à tout nouveau traitement. Au point de vue moral, le sujet est donc dans de bonnes dispositions.

Effets physiques :

La toux, si cruelle et si fatigante, diminue sensiblement après la 5e ou 6e injection, quelquefois avant, quelquefois plus tard. Les sueurs nocturnes, cauchemar terrible des tuberculeux, cessent presque toujours ; dans un cas, après la 2e injection ; dans les deux autres cas, après la 4e et la 7e. Les crachats, dangereux pour la réinfection du malade et pour la contagion de l'entourage, de verdâtres dans un cas deviennent jaunes puis blanchâtres, en moindre quantité. Les bacilles trouvés en quantité, avant les injections de Radiodine, disparurent complètement chez un malade, et se trouvèrent en très petit nombre chez les deux autres. Enfin l'appétit renaît, les forces reviennent, le poids augmente, la respiration est plus libre, etc.

Est-ce à dire que tous ces bons effets sont dus uniquement au Radiodine ? Nous ne sommes pas en mesure de l'affirmer, vu que nos malades qui reçurent le Radiodine suivaient en même temps les autres cures. Mais ce que nous pouvons dire, c'est qu'immédiatement après les toutes premières injections, les bons effets se firent sentir et nos malades prirent un mieux sensible beaucoup

____

(1) S.-A. ANDRONOV, *Rev. Int. de la Tuberculose,* septembre 1912.

plus rapidement que par les autres traitements.

Comment agit le Radiodine ? Quels sont ses éléments ?

Le Radiodine agit par son radium, par son iode et par son menthol. De l'union de ces trois médicaments, est constitué le Radiodine.

Les rayons et les émanations de son radium agissent d'une façon certainement destructive sur le développement des bactéries. Dans l'organisme, il est probable que le radium neutralise les toxines et détruit les bacilles. Loin de pousser à l'hémoptysie, comme certains l'ont prétendu, il la prévient.

L'iode provoque une hyperleucocytose et de la mononucléose; de plus, il jouit de propriétés bactéricides connues depuis longtemps ; et il ne faut pas oublier non plus ses bons effets sur la respiration et la circulation.

Enfin, le menthol est un très bon antiseptique, qui a été employé avec succès dans le traitement de la tuberculose, depuis nombre d'années.

Conclusions.

En terminant ce court aperçu de notre manière de comprendre le traitement vraiment scientifique et complet de la tuberculose, il est bon d'en résumer les grandes lignes et d'en tirer une conclusion.

Nous ne pouvons donner une meilleure idée de notre méthode qu'en transcrivant ici l'horaire de la journée de nos tuberculeux, dans lequel on verra, par un simple coup d'œil, l'exposé complet de la combinaison des traitements rationnel, chimiothérapique et physiothérapique.

Horaire.

7 heures. — Prise de la température. Injection de Radiodine.

7 h. 1/2-8 h. — Lever, toilette.

8 h.-9 h. — Déjeuner. Cachet Ferrier-Rénon. Promenade.

9 h.-11 h. — Cure d'air et de repos, à la forêt.

11 h.-11 h. 1/2. — Promenade, marche, correspondance. Exercices respiratoires.

11 h. 1/2-12 h. — Héliothérapie (méthode Malgat).

12 h.-1 h. 1/2. — Dîner (cachet Ferrier-Rénon). Promenade.

1 h. 1/2-4 heures. — Cure d'air et de repos à la forêt (3 heures, prise de la température).

4 h.-5 h. 1|2. — Collation à la zomothérapie.

5 h. 1/2-7h. — Cure d'air et de repos, à la forêt (6 heures, prise de la température).

7 h.-9 h. — Souper, promenade, jeux divers, lectures. Exercices respiratoires.

9 h. — Coucher. Un verre de lait avec Horsine (Prise de la température).

Les mardis et samedis, un bain général avec frictions à l'alcool.

Si nous analysons maintenant ce règlement, nous trouvons :

10 heures et demie de repos au lit et 6 heures de cure d'air et de repos à la forêt, soit en tout 16 heures et demie de repos sur 24 heures.

Au déjeuner et au dîner, le malade prend un cachet Ferrier-Rénon, pendant 20 jours par mois, suivi de 10 jours de repos ; en plus nous recommandons les aliments les plus riches en principes reminéralisateurs et recalcifiants.

Chaque fois que la température le permet, nous faisons bénéficier nos tuberculeux de la cure solaire.

Enfin nous ne négligeons pas la zomothérapie sous forme de suc musculaire équin — Horsine — que nous faisons prendre deux fois par jour.

Le matin en faisant prendre la température, nous injectons le Radiodine, et le malade demeure une bonne demi-heure au lit après l'injection.

La température est prise 4 fois par jour afin de pouvoir contrôler plus efficacement les exercices permis.

Point n'est besoin d'entrer dans plus de détails pour montrer qu'autant que possible nous prescrivons à nos tuberculeux tout ce qui peut leur être utile et les conduire le plus sûrement à la guérison.

Quelle est la conclusion à tirer de tout ce qui précède ?

C'est qu'un tuberculeux guérira plus sûrement et plus vite si, au lieu d'être soumis à un seul traitement, il bénéficie de la combinaison du traitement rationnel, du traitement chimiothérapique et du traitement physiothérapique, lesquels, loin de se nuire, s'entr'aident.

Suivant nous, un phtisiothérapeute n'a pas le droit, pour affirmer la supériorité de son mode de traitement (1), de priver ses tuberculeux d'une cure qui a fait ses preuves.

---

(1) Ceci s'entend pour le phtisiothérapeute praticien. Pour l'expérimentateur d'un nouveau traitement, il va de soi qu'il doit être éprouvé seul.

Méthode intensive d'iodoradiumthérapie dans la tuberculose

NOUVELLE STATISTIQUE,

par M. le docteur **S. BERNHEIM**,

Président de l'OEuvre de la Tuberculose Humaine.

Depuis quatre ans nous avons fait plusieurs communications relatives à l'iodoradiumthérapie.

Cette méthode a été fortement discutée. Louangée par les uns, critiquée par les autres, elle n'a pu être appréciée à sa juste valeur parce que certains cliniciens ne l'ont pas poursuivie assez longtemps ni appliquée selon les indications que nous leur avions fournies. Les uns et les autres ont été aussi déroutés par certaines préparations commerciales qui n'étaient pas complètement mises au point.

C'est ainsi que certaines méthodes thérapeutiques risquent d'être compromises parce que lancées dans l'esprit mercantile !

Nous reprenons aujourd'hui cette question parce que nous l'avons étudiée d'une façon continue, sur le terrain expérimental sur un grand nombre d'animaux, sur le terrain clinique avec des observations précises et avec de nombreux contrôles bactériologiques. Nous pouvons apporter à l'heure actuelle un faisceau de documents qui certes impressionnera l'esprit de tous ceux qui s'occupent de la thérapeutique antituberculeuse.

Avant d'entrer dans des détails et dans la discussion de notre sujet, nous venons affirmer que notre méthode thérapeutique actuelle, tout en conservant des attaches sérieuses et profondes avec nos premiers travaux, a subi de nombreuses et profondes modifications.

Nos confrères se rappellent, en effet, que lors de notre première communication, en 1910, nous avons parlé d'un composé chimique contenant par centimètre cube un centigramme d'iode et des terpènes radio-actifs.

Il ne s'agit plus aujourd'hui des produits radio-actifs mais d'un composé chimique radifère, c'est-à-dire contenant du radium.

Graduellement nous avons augmenté les doses d'iode associé actuellement avec du radium et nous sommes arrivé aujourd'hui à injecter dans l'organisme humain, qui le tolère, des quantités relativement élevées de ces deux produits actifs. Ce sont ces doses proportionnellement élevées qui justifient le titre de notre communication : *Méthode intensive d'iodoradiumthérapie.*

Nous apporterons, d'autre part, au cours de ce travail, une statistique reposant sur un nombre considérable de cas traités par cette méthode.

Mais avant de citer les résultats cliniques, avant d'interpréter ces faits, nous devons à nouveau et d'une façon définitive examiner la valeur scientifique de cette méthode.

I

L'Iodoradiumthérapie.

Que faut-il entendre par l'iodoradiumthérapie ?

C'est une méthode thérapeutique basée sur l'action d'une combinaison chimique d'iode et de radium. C'est au docteur de Szendeffy et au professeur Augustin, chimiste de Budapest, que revient le mérite d'avoir le premier parlé de cette combinaison et de l'avoir préconisée en phtisiothérapie.

Il s'agit là d'une méthode très sérieuse longuement étudiée et lentement élaborée. Elle présente les garanties scientifiques les plus rigoureuses ayant été soumise à la double épreuve du laboratoire et de la clinique. Elle a, en outre, subi l'épreuve du temps car nos deux confrères hongrois, appliquant dans la science le conseil donné par Boileau aux poètes, remirent « vingt fois leur ouvrage sur le métier ». Ils se « hâtèrent lentement », renouvelèrent leurs expériences maintes et maintes fois, contrôlèrent leurs recherches et les soumirent à la critique d'autres savants. Cette méthode apparaît ainsi avec toutes les preuves scientifiques voulues et répond à la formule d'un de nos maîtres les plus illustres de la science française : « En thérapeutique antituberculeuse, il faut être très prudent et ne se prononcer qu'au bout de plusieurs années. » (Villemin.)

MM. les docteurs de Szendeffy et Augustin firent, dès le début de leurs expériences, porter leurs recherches sur trois points principaux : 1° valeur antiseptique des émanations du radium ; 2° effet antiseptique exercé par le radium comme élément ; 3° action d'autres antiseptiques combinés au radium. Ils expérimentèrent sur le bacillus coli commun, le bacille acido-résistant de Koch et sur d'autres bacilles non acido-résistants.

Dans une première série de recherches expérimentales ils employèrent 1 milligramme de radium bariumchloride. Cette dose n'empêcha pas la propagation des colibacilles ni des bacilles de Koch.

Dans une deuxième série de recherches ils se servirent d'une solution aqueuse de bariumchloride. Ils remarquèrent que pour obtenir la destruction des cultures il fallait employer une assez grande quantité de radium.

Enfin, ils firent une troisième série de recherches en combinant le radium avec d'autres substances antiseptiques.

Ils mélangèrent d'abord les substances radio-actives avec des terpènes et obtinrent ainsi des résultats appréciables. Puis il combinèrent le radium bariumchloride à l'iode-menthol. Ils purent constater que 5 à 6 centigrammes de cette combinaison, *in vitro*, empêchaient le développement et la multi-plication des bacilles de Koch et des bacilles non acido-résistants dits tuberculogènes. Dans ce composé chimique le radium n'entre que dans des proportions infinitésimales.

Transportant leurs expériences dans le domaine des êtres vivants, ils administrèrent la combinaison iode-menthol radio-actif à des cobayes pesant de 200 à 350 grammes et à des lapins du poids de 900 à 1.000 grammes. Il n'y eut aucun phénomène d'intoxication. Encouragés, ils opérèrent alors sur des animaux préalablement inoculés par la voie péritonéale ou sous-cutanée.

Deux faits se dégagent nettement de leurs expériences. C'est d'abord l'inefficacité du traitement tardif par l'iode-menthol radio-actif. Dans ces cas, l'infection existe depuis longtemps et l'état général est très mauvais.

Au contraire, un traitement précoce, institué dès le début de l'infection, donne de bons résultats.

« L'iode-menthol radio-actif semble donc remplir son but, concluent les auteurs, tout autant sous le rapport de la thérapeutique que sous celui de la prophylaxie ; nous faisons remarquer en outre, que pendant toute la durée de nos expériences nous n'avons pu observer que son emploi ait causé aucun effet nuisible ou même désagréable à l'organisme.

« Ceci constitue une raison assez puissante pour pouvoir recommander l'emploi pratique du remède, lequel, spécialement dans les cas de tuberculose humaine, sera apte à rendre des services. »

Dès cette époque nous avons, à notre tour, expérimenté l'iode-menthol radio-actif dans nos filiales de l'Œuvre de la Tuberculose Humaine. Nos divers établissements antituberculeux nous offraient un champ — trop vaste hélas ! — pour nos essais. Plus de 3.000 malades reçurent des injections d'iode-menthol radio-actif.

Ce produit, indolore et inoffensif, de tolérance parfaite, nous a donné souvent des améliorations, des guérisons parfois. Si nous avons nous-même constaté parfois des défaillances de cette combinaison chimique, nous savons aujourd'hui à quoi l'attribuer et nous avons corrigé notre mode d'application. Au lieu d'employer des doses infinitésimales, nous avons graduellement augmenté les quantités de médicaments, et, grâce à une combinaison bien titrée d'iode et de radium, le Radiodine, nous avons obtenu des résultats beaucoup plus concluants qu'autrefois.

Avant de rapporter ces résultats cliniques obtenus avec le Radiodine, nous allons examiner les vertus antiseptiques, la valeur stérilisante de cette combinaison radifère. Pour cela une courte étude des composants du Radiodine est indispensable.

Commençons par l'iode.

II

Propriétés antiseptiques de l'iode.
La méthode de Durante.

Le pouvoir antiseptique de l'Iode est connu depuis fort longtemps. Ce corps chimique a joui d'une grande faveur d'abord, puis a été relégué dédaigneusement au second plan. Depuis quelques années, une réaction s'est produite et de nouveau l'iode est considéré comme un élément antiseptique de premier ordre.

Cette réhabilitation de l'iode s'est faite lentement et nous pensons que les travaux des professeurs Pouchet, de Paris, et Durante, de Rome, ont contribué largement à remettre en vogue ce métalloïde.

On ne saurait mieux apprécier la valeur antiseptique de l'iode qu'en étudiant son action sur les fonctions organiques.

Une première action est exercée par l'iode sur les fonctions de nutrition. En activant les échanges, en augmentant la désassimilation il améliore notamment la nutrition. Dans cette action c'est principalement l'iode mis en liberté qui intervient.

L'iode semble avoir une action élective sur le tissu lymphoïde qui réagit énergiquement. Même action sur les séreuses où l'iode provoque une leucocytose mononucléaire intense. L'hyperactivité ainsi produite se traduit par une multiplication des cellules lymphatiques.

Ce sont les leucocytes qui distribuent l'iode à travers l'organisme. Ils l'absorbent par une portion de leur protoplasma. Celui-ci se modifie assez vite, et le métalloïde fixé se transforme en iodo-albuminoïde sur lequel les réactions chimiques de l'iode n'ont plus prise.

Il semble que l'iode soit véritablement un médicament spécifique du tissu lymphoïde. Agent essentiel de mononucléose, il augmente l'activité ganglionnaire, engendre des macrophages, plaçant ainsi l'organisme dans de meilleures conditions pour lutter contre l'infection.

Mais c'est surtout au point de vue des échanges respiratoires que l'action de l'iode est intéressante.

Tout d'abord on constate une augmentation du quotient respiratoire $\frac{O}{OC^2}$. Puis ce quotient revient à la normale ou tombe même au-dessous.

« En résumé, dit le docteur Pouchet, désassimilation plus facile et plus rapide de la molécule albumineuse par suite de sa combinaison transitoire avec l'iode, affinité particulière pour certains albuminoïdes pathologiques ou de néoformation, dissociation en un groupement azoté qui s'élimine par les urines et un groupement gras qui se combine ultérieurement, augmentation au début, puis retour à la normale ou même diminution du quotient respiratoire, telles sont les modifications caractérisant l'influence de l'iode sur la nutrition. »

L'iode est un hyperlonique et ne modère la tension sanguine que d'une façon secondaire.

Par une action en quelque sorte spécifique de l'iode sur les parois vasculaires l'iode produit une action lymphagogue très importante.

Le pouvoir antiseptique de l'iode est très grand et se traduit par deux phénomènes :

a) la stérilisation du terrain,

b) la destruction des toxines élaborées par les cellules.

L'iode incorporé dans l'organisme agit surtout sur les appareils de la circulation et de la respiration. Voici comment M. le professeur Pouchet décrit cette action :

« L'iode a une triple action sur l'appareil respiratoire.

« 1° La période de transsudation suivie de l'hyperhémie qui caractérise la période de vaso-dilatation détermine une hypersécrétion bronchique ayant pour conséquence la liquéfaction des exsudats visqueux et leur plus facile expulsion, l'air pénètre mieux dans l'appareil respiratoire, les échanges gazeux sont facilités, et l'on peut expliquer ainsi les bons effets de l'emploi des iodiques dans l'asthme ;

« 2° Par suite de la plus grande activité de la circulation intra-pulmonaire, les stases veineuses sont résolues, d'où les avantages obtenus chez les cardiaques, sans préjudice du véritable drainage effectué par la résorption du liquide transsudé ;

« L'activité imprimée à la circulation et aux échanges gazeux diminue la proportion relative d'acide carbonique contenue dans le sang, d'où résulte une diminution de l'influence excitante exercée par le sang sur le bulbe. D'autre part, la déplétion sanguine réalisée par la transsudation favorise les actes respiratoires ; et le drainage consécutif de l'organisme par la résorption du liquide transsudé, suivie de l'élimination des substances étrangères à la composition normale du plasma

sanguin, entraînent les matériaux de déchet qui interviennent pour une large part dans les modifications apportées au fonctionnement régulier des deux grandes fonctions circulatoire et respiratoire. »

L'iode possède plusieurs propriétés qu'on peut faire intervenir dans le traitement de la phtisie. C'est ainsi qu'on l'a très utilement employé dans la scrofule. De plus, nous y insistons, son action antiseptique et révulsive est très nette.

L'iode facilite et rend plus énergique la décomposition des sels. Par cela même il augmente les échanges et la nutrition. Il augmente également les moyens de défense de l'organisme, rend la désassimilation plus active et modifie avec une intensité variable les fonctions de la respiration et de la circulation. Il réalise le drainage de l'organisme et agit d'une manière élective sur les tissus de néoformation.

Bref, l'iode est à la fois un agent vasculaire, respiratoire et nervin qui modifie les sécrétions et la nutrition et amène, comme topique, une révulsion locale.

Tel est l'ensemble des qualités de l'iode qui ont recommandé son emploi aux phtisiologues.

Deux auteurs italiens, le docteur Durante et M. Emilio Meynier, ont obtenu d'excellents résultats dans le traitement de la tuberculose chirurgicale, au moyen d'injections hypodermiques d'iode.

Méthode de Durante.

C'est en 1894 que le professeur Durante commença ses essais thérapeutiques par l'iode dans les tuberculoses chirurgicales. La méthode consiste à injecter de l'iode en nature, à très faibles doses, dans les foyers tuberculeux. Ces injections, dans la plupart des cas, étaient hypodermiques. Parfois, l'iode était injecté plus profondément dans une fistule osseuse ou dans une capsule articulaire.

Le professeur Durante a traité par ce procédé un grand nombre de tuberculoses osseuses, articulaires et ganglionnaires. Il a obtenu des résultats très satisfaisants et il a fait à ce sujet une communication intéressante à l'Académie de médecine de Rome. A la suite de cette communication un grand nombre de chirurgiens ont eu recours à cette méthode.

Deux disciples du professeur Durante, Emilio Meynier et M. Maracco, l'ont étudiée tout particulièrement.

Emilio Meynier a employé la méthode de Durante chez 25 malades, des enfants de 2 à 12 ans pour la plupart; dans deux cas seulement il s'agissait d'adolescents de 15 et de 16 ans.

Ces enfants présentaient des lésions bacillaires très diverses. Les uns souffraient d'adénites multiples, les autres avaient des caries osseuses, de l'ostéomyélite, des arthrites ou des synovites.

Dans tous les cas où il put poursuivre le traitement assez longtemps, Emilio Meynier obtint des résultats très encourageants et la persistance des bons effets de ce traitement lui permit de considérer la guérison comme définitive.

En se basant sur ces 25 observations personnelles, E. Meynier arrive aux conclusions suivantes :

« 1° La méthode du professeur Durante, dans le traitement des affections tuberculeuses ganglionnaires, osseuses et articulaires, doit être considérée comme une acquisition précieuse pour la thérapeutique chirurgicale ;

« 2° Les injections d'iode sont admirablement supportées par les enfants, chez lesquels il ne faut pas dépasser la dose de 3 centigrammes d'iode par jour. Le traitement doit être suspendu dès qu'on aura constaté les premiers phénomènes d'intolérance ;

« 3° Les injections seront faites, selon les cas, dans le foyer même, autour du foyer, à une certaine distance de celui-ci ou bien dans l'articulation. Les injections doivent être intra-osseuses parce que si elles sont superficielles, elles déterminent des ecchymoses suivies d'escharres, d'où il résulte des solutions de continuité vastes et profondes ;

« 4° Pour obtenir des effets utiles de cette médication, il faut élever progressivement la concentration de la solution iodée. Dans les cas qui se compliquent de suppuration, on devra d'abord la combattre par une antisepsie rigoureuse ;

« 5° Dans la tuberculose ganglionnaire, la méthode de Durante peut suffire seule et éviter ainsi l'énucléation des ganglions malades, ce qui est un grand avantage, étant donné que l'énucléation est suivie très souvent de récidives. L'iode agit d'abord en diminuant et en ramollissant les ganglions malades : 20 injections environ suffisent pour amener ce résultat ; la résolution complète est obtenue avec 50 injections en moyenne ;

« 6° Dans la plupart des affections tuberculeuses, osseuses et articulaires, la méthode de Durante est d'une efficacité incontestable ; elle suffit pour amener la guérison dans nombre de cas d'ostéomyélite tuberculeuse avec trajets fistuleux du tarse, du carpe et des phalanges ; elle ne réussit pas dans la tuberculose des grandes articulations, surtout si l'arthrite se complique d'une suppuration abondante ;

« 7° La méthode de Durante, associée, dans quelques cas, à de petites opérations, peut épargner de graves interventions chirurgicales ; associée au traitement orthopédique, elle est d'une incontestable utilité, dans les synovites et les ostéomyélites à la première période ;

« 8° Cette méthode est des plus utiles dans les ulcérations tuberculeuses du tégument cutané, et dans les fistules consécutives aux abcès symptomatiques ;

« 9° Elle a une action favorable très nette

sur l'état général ; elle détermine constamment une augmentation de poids ;

« 10° Chez les malades soumis à cette médication, l'apyrexie est constante ; d'autre part, la méthode de Durante détermine un abaissement thermique qui atteint son maximum trois heures environ après l'injection ; cet effet n'est pas obtenu dans les cas de suppuration exagérée ;

« 11° L'iode n'a pas d'action spécifique sur le bacille de Koch ; il agit en augmentant les échanges organiques, en relevant la vitalité des tissus, en accélérant les métamorphoses et l'élimination des produits des agents pathogènes, en augmentant la résistance des tissus contre le microorganisme spécifique en atténuant les toxines élaborées par ce microbe, et, peut-être, dans certains cas, en recouvrant le foyer tuberculeux d'une néoformation cicatricielle ; en outre, il jouit de propriétés antifermentescibles ;

« 12° La guérison obtenue à l'aide de la méthode de Durante promet, au point de vue de sa persistance, de ne pas être inférieure à celle que donnent d'autres procédés chirurgicaux, ces derniers pouvant être suivis de récidive plusieurs années après l'intervention. »

Marocco a également expérimenté cette méthode sur des sujets tuberculeux et non tuberculeux. Le nombre total des injections a été de 400, chaque seringue renfermant 3 centigrammes d'iode. Il rapporte les observations les plus intéressantes : un cas d'exsudat pleurétique, un cas de foyer tuberculeux du maxillaire supérieur ; un cas de scrofulose généralisée ; un cas de lymphadénites caséeuses multiples ; un cas de péritonite tuberculeuse.

Les observations qu'il a relevées l'ont conduit à cette hypothèse que l'injection hypodermique d'iode est un simple tonique dans le processus tuberculeux. Cette opinion n'est pas exacte, puisque l'auteur a pu constater lui-même que le traitement iodé n'était pas toléré après la 4° ou 5° injection, dans les cas d'exsudat pleurétique, d'affaissement nerveux général, et que, au contraire, il donnait d'excellents résultats dans les adénopathies tuberculeuses ; mais, dans ces derniers cas, on n'avait recours à aucun tonique.

III

Propriétés antituberculeuses du radium.

Nous croyons avoir justifié suffisamment l'emploi de l'iode en phtisiothérapie. Étudions maintenant les vertus thérapeutiques du radium et examinons son influence sur l'évolution de la tuberculose.

Rappelons avant tout que les médicaments simplement radio-activés perdent rapidement leur pouvoir radio-actif, tandis que les radifères qui contiennent du radium en substance le conservent indéfiniment. De nombreuses expériences ont démontré l'inocuité absolue de l'absorption du radium aux doses médicamenteuses, et ses effets physiologiques sont bien connus (travaux de Dominici, Wickam, Degrais, Fleig, Rénon, Chevrier, etc.). Les sels de radium s'éliminent sans inconvénient, de même leur émanation, qui se diffuse rapidement dans l'organisme, s'élimine par les poumons et la peau, et en faible quantité par les reins (Bouchard et Balthazard). Les sels de radium ingérés s'éliminent rapidement chez les animaux et chez l'homme, même avant le mercure. La radio-activité apparaît dès les premiers jours dans l'urine des animaux injectés, et les sels de radium se retrouvent dans les matières fécales pendant cinq jours après l'ingestion. Les sels de radium insolubles préparés pour l'injection peuvent séjourner très longtemps dans l'organisme sans inconvénient, diffuser dans l'organisme et transporter l'émanation dans toute l'économie.

Le docteur Morlet, d'Anvers, est le premier

en date qui ait élucidé cette question thérapeutique importante.

C'est une étude complète de l'action biologique du radium sur :

    1° la nutrition ;

    2° les ferments ;

    3° les bactéries ;

    4° l'acide urique.

A. — *Action sur les échanges*. — En premier lieu il y a une augmentation très marquée des échanges. Ce fait a été vérifié expérimentalement par deux auteurs japonais et par les travaux de Chevrier.

Dans ses travaux il a montré qu'après les injections de sulfate de radium, tous les éléments de l'urine, à l'exception des chlorures, sont accrus. Ceci prouve que les phénomènes de combustion sont plus intenses. La radio-activité générale de l'organisme s'accompagne donc d'une excitation des phénomènes de nutrition. M. Chevrier a également démontré que le radium augmentait dans de notables proportions les hématies du sang. En l'espace de 3 semaines environ le chiffre des globules rouges peut être augmenté de 450.000 à 500.000.

B. — *Action sur les ferments*. — Le radium active le ferment pancréatique et la pepsine. Il en est de même des ferments antolytiques et des ferments diastasique et glycolytique.

C. — *Action sur les bactéries et toxines*. — L'émanation des substances radio-actives a pour effet de ralentir les cultures bactériennes.

On a étudié l'action du radium sur diverses toxines et sur une émulsion de bacilles de Koch vivants.

Les effets de la nécro-tuberculine sont partiellement enrayés par le sulfate de radium. Des animaux radio-activés contre la tuberculine qu'on leur avait inoculée ont survécu de 10 jours à 2 mois 1/2 après l'intoxication.

La toxine tétanique ne semble pas être influencée.

L'action du radium sur les cultures bacillaires a été démontrée de la façon suivante : on administra à des cobayes une émulsion de bacilles tuberculeux ordinaires tandis que d'autres recevaient la même émulsion additionnée de 2 centimètres cubes contenant 40 micro-grammes de sulfate de radium. Au bout de 30 jours les lésions constatées chez les uns et les autres ont été très différentes. Les cobayes soumis au radium présentaient une ulcération locale cicatrisant vite, des adénopathies et des lésions viscérales moins accentuées que celles des cobayes témoins.

Au point de vue hématologique on note des modifications importantes produites par le radium. Les auteurs allemands admettent que les leucocytes sont diminués et que la formule présenterait une inversion caractérisée par la mononucléosc et par de l'hypoéosinophilie.

On sait que le radium jouit aussi de propriétés hémostatiques. On l'a employé avec succès dans des cas de cancers utérins inopérables s'accompagnant d'écoulements fétides et d'hémorragies graves.

On a eu l'idée d'utiliser les émanations de radium. Ces émanations ont ceci de particulier qu'elles possèdent et conservent pendant quelque temps une énergie radio-active cent fois plus forte que celle du radium lui-même. On a constaté que les émanations du radium augmentaient les échanges organiques.

Deux auteurs allemands ont, en outre, démontré que l'émanation dégage des rayonnements pénétrant dans tous les tissus. Cette émanation est assimilable à l'oxygène de l'air, qui pénètre à travers les poumons dans le sang, est utilisé dans les tissus et éliminé par la muqueuse pulmonaire.

Telles sont les propriétés du radium. Les docteurs Wickam et Degrais ont cherché à expliquer le mécanisme de l'action du radium.

En ce qui concerne les rayons A et B on

peut faire intervenir la chaleur, la vitesse et l'énergie pour cette interprétation. Pour les rayons Y il est difficile de s'expliquer leur action.

Selon M. W. Deave-Butcher, le radium produirait des antitoxines et des anticorps qui détermineraient l'auto-immunisation et par suite la disparition des lésions.

Le docteur Gudzent pense que l'estomac et l'intestin résorbent assez vite le radium. Il passe d'abord par les lymphatiques, puis par les veines et arrive ainsi au foie. De là il s'achemine vers le cœur droit et arrive finalement aux poumons, où il est en grande partie éliminé.

De cette étude préliminaire sur les qualités thérapeutiques de l'iode et du radium, on peut déjà prévoir que la combinaison de ces deux corps chimiques peut exercer une grande influence sur l'évolution de la tuberculose. Cette action thérapeutique sera démontrée ultérieurement. Avant d'aborder cette question, nous voulons encore dire quelques mots des agents colloïdaux, dont l'action ressemble singulièrement au composé chimique que nous préconisons ici.

IV

Les métaux colloïdaux. Leur influence dans les infections.

Nous abordons, dans ce chapitre, un autre côté de la question. Nous allons étudier l'action exercée par les métaux colloïdaux dans les états infectieux. Nous montrerons ensuite qu'il y a une certaine analogie entre cette action et celle de l'iodoradiumthérapie dans la tuberculose.

Les métaux colloïdaux agissent de la même façon que les ferments organiques. Ils ont une grande affinité pour les autres colloïdes. Or, les liquides organiques et le protoplasma cellulaire ne sont que des colloïdes. Introduits dans l'organisme, les métaux colloïdaux réagissent donc sur ces espèces de colloïdes et forment avec eux de nouveaux groupes, des combinaisons nouvelles. Il y a production d'alexines, d'agglutinines, d'antitoxines et ainsi l'organisme est renforcé dans sa lutte contre l'infection

Les métaux colloïdaux se caractérisent par trois groupes de propriétés essentielles : propriétés bactéricides, propriétés stimulantes et propriétés catalytiques.

De nombreuses expériences faites *in vitro* et *in vivo* ont établi l'énergie de l'action bactéricide des métaux colloïdaux, de l'électrargol en particulier. Certains auteurs estiment que cette action est même plus grande que celle du mercure.

D'autres travaux ont montré que les métaux colloïdaux électriques opèrent une transformation radicale des produits bactériens en substances non toxiques. Il ne s'agit pas là d'une simple transformation mais réellement d'une neutralisation absolue des toxines les plus virulentes.

La clinique et le laboratoire ont éclairé l'action stimulante des métaux colloïdaux.

Les auteurs ont porté leurs recherches sur trois points principaux : le sang, la température, les échanges organiques.

Achard et Weill ont constaté que dès la première heure après l'injection se produisait une leucolyse inconstante ou plutôt non apparente chez les malades. Cette diminution des globules blancs du sang est suivie, au bout de 24 à 48 heures, d'une hyperleucocytose où prédominent les neutrophiles à noyau polymorphe.

Au point de vue thermique on observe pendant les heures qui suivent l'injection, une ascension, très appréciable parfois, de la température. La leucolyse dont nous venons de parler n'est peut-être pas étrangère à ce phénomène. Cette hyperthermie est bientôt suivie d'une hypothermie qui s'explique soit par la neutralisation des poisons bactériens générateurs de chaleur, soit par l'élaboration de l'oxygène consommé.

Il est admis que la résistance d'un organisme est en rapport direct avec le degré de résistance phagocytaire. Or, les métaux colloïdaux augmentent précisément l'activité phagocytaire; ils accroissent par là-même la résistance de l'organisme contre les attaques bactériennes. Ils ne détruisent pas seulement les bactéries, ils neutralisent et détruisent leurs toxines.

Une des propriétés les plus intéressantes des colloïdes électriques, c'est assurément leur pouvoir catalytique. Voici en quoi il consiste, suivant le docteur Sabatier, de Toulouse :

« Diverses réactions chimiques ne peuvent se produire qu'en présence de certaines substances qui se retrouvent inaltérées après la réaction. On a donné le nom de *catalyse* à ce mécanisme particulier et l'on désigne sous le nom de *catalyseurs* les substances spéciales dont le contact est utile ou indispensable pour provoquer les transformations chimiques et qui n'y subissent, au moins en apparence, aucune modification.

« Les métaux précieux, le platine en particulier, sont des agents classiques de catalyse.

« Les métaux catalyseurs interviennent dans les réactions par leurs surfaces : leur activité chimique est donc proportionnelle à l'étendue de ces surfaces. Leur action utile ne pourra s'exercer que si ces surfaces sont très étendues par rapport à leur masse. »

Il va de soi que le maximum de surface est réalisé par l'état colloïdal puisqu'une solution colloïdale à grains fins titrant deux grammes par litre de substance, contient en moyenne un milliard de grains par millimètre cube.

« L'activité du métal catalyseur se maintiendra intégralement, continue M. le professeur Sabatier, tant que l'étendue et la nature des surfaces utiles ne seront pas modifiées. »

Nous avons déjà vu que les colloïdes ont une grande affinité les uns sur les autres. Nous ajouterons que l'action des antitoxines sur les toxines se ramènent à des actions de colloïdes les uns pour les autres. Selon M. Iscovesco, « les réactions de l'immunité sont des réactions entre plusieurs colloïdes différents; elles obéissent aux lois générales des actions entre les colloïdes ».

Au point de vue thérapeutique l'expérience a prouvé que les métaux colloïdaux ont une action efficace sur la pneumonie et surtout sur la broncho-pneumonie. L'argent colloïdal électrique à petits grains, administré au cours de ces maladies, réagit nettement sur la température qui est toujours abaissée.

Certains auteurs ont utilisé l'argent colloïdal dans diverses formes de tuberculose. Ils ont parfois obtenu une défervescence marquée. Dans quelques cas cette apyrexie n'a pas été simplement transitoire. Elle a persisté et de plus elle s'est accompagnée d'un relèvement remarquable de l'état général.

Le professeur Robin et G. Bardet (comptes rendus de l'Académie des sciences, 1904) ont employé « des solutions d'or, de palladium, d'argent, de platine, dissous à l'état colloïdal, dans l'eau distillée, par le moyen de l'étincelle électrique (Bredig) » pour le traitement d'une série de malades se répartissant ainsi : *avec l'argent*, 1 scarlatine, 1 grippe grave, 1 ictère grave, 1 rhumatisme articulaire; *avec l'or*, 1 fièvre typhoïde, 3 tuberculoses pulmonaires, 1 syphilis secondaire; *avec le palladium*, 6 pneumonies, 1 pleurésie, 1 tuberculose pulmonaire; *avec le platine*, 1 pneumonie.

Ils obtinrent des résultats excellents. L'argent colloïdal s'est montré particulièrement actif dans les infections dues au streptocoque, au staphylocoque, au bacille pyocianique et au pneumocoque. Il semble aussi avoir une certaine action sur le bacille de Koch.

Le professeur Gaussel, de Montpellier, a traité un certain nombre de tuberculeux par des injections d'électrocuprol. Tous les deux jours il faisait une injection intramusculaire de cinq centimètres cubes. Le traitement était suspendu après une série de dix injections et le malade se reposait une dizaine de jours. On le reprenait alors si la fièvre n'avait pas complètement disparu.

Sur onze cas on obtint quatre résultats défavorables et sept résultats favorables. L'électrocuprol semble surtout agir comme un médicament anti-infectieux et un tonique général.

Dans les cas favorables, l'électrocuprol abaisse notablement la température. Il est à remarquer que cet abaissement persiste après la cessation du traitement.

Ce médicament a aussi une action intéressante sur le poids des tuberculeux. Chez les bacillaires chroniques avec poussées subaiguës le poids s'est relevé de 1 kgr. 500 à 2 kilogrammes pendant la durée du traitement. Et même dans un cas plus favorable encore il y eut un gain de 4 kilogrammes en un mois.

La plupart des malades traités par l'électrocuprol récupèrent leurs forces, retrouvent leur appétit et n'ont plus de sueurs nocturnes.

« D'après mes observations, dit le professeur Gaussel, je considère ce médicament comme un adjuvant utile pour le traitement des poussées aiguës fébriles au cours de la tuberculose chronique ; on fera également bien de l'employer dans les tuberculoses pulmonaires aiguës, qui sont parfois le prélude d'une tuberculose chronique. »

Un auteur italien, le docteur Giovanni Manfrini, a étudié longuement le traitement de la tuberculose pulmonaire par le platine colloïdal. Il a fait porter ses recherches sur huit malades. Chacun d'eux reçut de 60 à 80 injections de 5 centimètres cubes d'électroplatinol. Ces injections ne sont pas toxiques, elles ne s'accompagnent d'aucun phénomène d'irritation ni d'inflammation locale.

Les résultats obtenus sont une diminution progressive de la température, d'abord transitoire, puis constante ; le pouls se relève et se régularise, la tension sanguine augmente, la dyspnée diminue puis disparaît ; la nutrition est améliorée : il y a augmentation de l'urée, du coefficient $\dfrac{Az\ U}{Az\ T}$ et de l'acide urique ; enfin l'infection bacillaire est combattue d'abord par l'accroissement des forces de l'organisme et ensuite par l'hyperphagocytose.

Un autre auteur italien, le docteur Silvo Tatti a traité, par l'électrargol un grand nombre de tuberculeux.

Il fit à ses malades des injections intramusculaires, voire même hypodermiques, de 5 centimètres cubes d'électrargol.

Sur plus de 2.000 injections l'auteur n'a jamais observé ni infection, ni intoxication.

Chez la plupart de ses malades le docteur Tatti a constaté une amélioration notable. La température baisse, l'appétit augmente, le poids se relève. L'état général des tuberculeux se restaure au fur et à mesure que les fonctions de nutrition s'amendent.

Dans certains cas l'électrargol semble rester sans influence sur la température. Si au bout de 10 à 12 injections il n'y a pas de résultat appréciable on doit abandonner le traitement.

En résumé : l'électrargol paraît exercer une influence favorable sur la marche de la tuberculose pulmonaire.

Pouvoir antiseptique et tonique général : telles sont les caractéristiques essentielles des métaux colloïdaux.

Il nous reste à étudier l'action du Radium et de l'Iode ou de l'Iodoradiumthérapie sur les maladies infectieuses et plus particulièrement sur la Tuberculose.

V

Étude de l'action du Radium et de l'Iode sur les maladies infectieuses et sur la tuberculose en particulier.

Dans un chapitre antérieur, nous avons étudié les propriétés chimiques et les qualités physiologiques du radium et de l'iode qui sont les deux principaux éléments entrant dans la constitution du Radiodine. Voyons maintenant quelle est leur action quand on les utilise contre les maladies infectieuses.

Le radium et l'iode ont, comme les métaux colloïdaux, que nous venons d'étudier, deux sortes de propriétés essentielles : ce sont des propriétés *bactéricides* et des propriétés *stimulantes*.

A. — *Radium.*

Le radium possède une action bactéricide très nette. Cette action a été étudiée de diverses façons et en particulier sur des cultures bactériennes. Les germes pathogènes sur lesquels on opéra furent : le bacille du charbon, celui du typhus, le bacille du choléra et enfin le bacille de Koch.

De nombreuses expériences furent faites sur le charbon. Toutes furent concluantes : le radium détruit en l'espace de trois jours les spores du charbon.

De même, chez les animaux qui avaient reçu des cultures de diphtérie et de choléra, on obtint des résultats favorables par le traitement à l'aide du radium.

Ce ne sont pas là les seuls agents contre lesquels l'action du radium soit efficace.

L'influence du radium a été, en effet, étudiée par de nombreux auteurs, dans les maladies aiguës.

MM. Renon et L. Marie ont soumis à ce traitement 41 malades atteints de pneumonie, broncho-pneumonie, congestion pulmonaire, pleurésie tuberculeuse avec épanchement, péritonite tuberculeuse, tuberculose aiguë, méningite tuberculeuse, fièvre typhoïde, in-

fection générale à gonocoques, septicémie à agents infectieux divers, etc...

Ils firent à leurs malades des injections quotidiennes 2 à 20 microgrammes de sulfate de radium, soit intraveineuses, soit sous-cutanées. Ces injections ont été parfaitement tolérées : elles sont indolores, sans réaction locale, sans élévation thermique et sans réaction notable sur la diurèse.

L'action du radium leur a paru constante chez les malades atteints d'infections gonococciques. Pour les autres infections aiguës, cette influence a été moins nette. Il semble néanmoins que le radium possède un pouvoir thérapeutique réel sur l'évolution des infections générales à streptocoques, à staphylocoques, à coli-bacilles et à pneumocoques, etc.

Des recherches ont été également faites dans le but de savoir si le bacille de Koch était influencé par les émanations du radium.

Le premier, Caspari, en 1903, injecta à des cobayes, dans le péritoine, des bacilles de Koch, et par-dessus ces bacilles il injecta des substances radio-actives. Fait intéressant : l'infection bacillaire était évitée de cette manière.

Un peu plus tard, Dominici reprit et élucida cette question. Il montra que les émanations avaient une action manifeste sur les cultures de bacilles de Koch.

Ces propriétés biologiques du radium résident dans les rayons α. L'expérience a montré que ces rayons α ont une action bactéricide très certaine sur les germes pathogènes.

Mais le radium est doué également de propriétés toniques. Par son action sédative, par son pouvoir décongestionnant, ses effets sur la nutrition et le sang, il constitue un agent dynamogène remarquable.

Sous forme d'émanation, il accélère la nutrition et décongestionne les organes. Ces deux faits ont été mis en pratique par deux auteurs allemands : Lœwenthal et Gudzent. Ils les ont appliqués dans le traitement de l'arthritisme et de la goutte et ont obtenu de bons résultats cliniques. Les émanations radifères augmentent en effet les échanges organiques et sont assez vite résorbées par l'estomac et l'intestin.

M. Chevrier, l'un des premiers, a pu démontrer que les injections de sels insolubles (sulfate de radium) avaient pour effet d'exciter les phénomènes de la nutrition.

Ces propriétés aseptiques et stimulantes du radium l'ont fait employer par les auteurs dans les maladies graves où il y a à la fois infection et cachexie : tels sont le cancer et la tuberculose.

Il y a deux espèces d'actions du radium sur les tissus : 1° une action inflammatoire ordinaire ne s'accompagnant d'aucune ulcération ; 2° « une action élective, non inflammatoire, caractérisée surtout par la destruction des cellules du néoplasme et par une excitation fonctionnelle du tissu conjonctif dont la prolifération aboutit au remplacement du tissu néoplasique », comme l'ont montré Dominici et Duval.

C'est la deuxième sorte d'action qui est utile et qu'on cherche à obtenir.

De multiples exemples du pouvoir antiseptique et tonique du radium ont été fournis par divers auteurs.

Ce pouvoir est aussi certain, aussi énergique dans les infections bacillaires et les lésions tuberculeuses cutanées ganglionnaires, articulaires et osseuses.

Les premiers essais des auteurs ont porté sur le lupus. En 1902 Danlos traita pour la première fois des lupus. Les résultats furent assez favorables. Brocq trouva la méthode fort intéressante et encouragea Danlos à poursuivre ses expériences.

Wickham, plus tard, essaya dans le lupus des injections de sulfate de baryum radioactif. Pour cette méthode il obtint des réactions se terminant au bout de quelque temps par une cicatrice souple. Seulement il faut bien doser ces injections si on veut obtenir de bons résultats. Il faut mesurer l'intensité de pénétration des rayons dans les tissus.

Le lupus, qu'il s'agisse de lupus érythémateux ou de lupus tuberculeux, est une dermatose particulièrement rebelle à tout traitement. Il a paru à certains dermatologistes que la radiumthérapie pourrait être un nouveau moyen pour lutter contre cette affection tenace. D'où les recherches de Danlos. On sait qu'il obtint des résultats remarquables « Le tissu lupique, dit-il, est remplacé par une cicatrice blanche, lisse et fine, beaucoup plus belle que celles obtenues par le galvanocautère, les scarifications, le curettage suivi de cautérisation au chlorure de zinc, ou toute autre méthode. »

MM. Wickham et Degrais, tout en reconnaissant la valeur de la radiumthérapie en matière de lupus, font certaines réserves. Après de brillants résultats chez certains sujets, ils eurent à enregistrer des récidives chez d'autres. Ceci les a rendus circonspects et ils estiment « qu'il est bien rare que le radium puisse déterminer la guérison définitive du lupus vulgaire à lui seul. Si le radium cicatrise fort bien les ulcérations et nivelle les végétations, des nodules réapparaissent dans la cicatrice qui doivent être détruits par l'électrocautère ».

Le fait est exact et cela tient peut-être à la « méthode du rayonnement global à doses massives » employée par ces deux auteurs. Il semble, en effet, que cette méthode ne soit pas assez destructive et qu'elle laisse souvent persister dans la profondeur du derme des nodules prolongeant la dermatose.

Pour remédier à cet inconvénient, le docteur Barcat a eu l'idée de perfectionner cette méthode. Il a un dispositif tout nouveau et une technique spéciale. De cette manière l'amélioration est plus nette, plus constante. Certes la guérison ne s'obtient pas au bout d'une séance mais elle est réalisée après 3 ou 4.

Voici les conclusions du docteur Barcat :

Le radium se recommande :

1° Par la possibilité de traiter à la fois de grandes surfaces;

2° Par la rareté des applications renouvelables seulement à des intervalles de trois mois environ;

3° Par l'action profonde obtenue;

4° Par l'absence de douleur;

5° Par la non-rétractilité des tissus de réparation.

Selon M. Barcat ces qualités mettent hors de pair le radium dans la thérapeutique du lupus.

Cette action est encore plus marquée dans la tuberculose verruqueuse. Il suffit parfois d'une seule application de radium (sous forme de rayonnement global) pour obtenir la guérison. Il est à noter que cette application est absolument indolore. Par ce traitement on hâte la guérison qui se fait sous la forme d'une belle cicatrice blanche et lisse, vers la sixième ou huitième semaine, après une réaction exulcéreuse assez intense.

Remarquons que le radium garde son efficacité quand il s'agit de tuberculose profonde. A ce sujet MM. Dominici et Henri Chéron ont fait, en 1911, une communication à l'Académie de médecine. Pendant deux ans ces auteurs ont étudié les effets dans les tissus tuberculeux du sulfate de radium pur contenu dans des tubes en argent ou en platine appliqués sur la surface ou dans l'épaisseur même de la lésion.

Les auteurs sont unanimes à admettre l'action efficace du radium sur l'adénopathie trachéo-bronchique et d'une façon plus générale sur les adénopathies tuberculeuses.

Le traitement radiothérapique guérit les adénites tuberculeuses non suppurées sans phénomène douloureux, sans laisser de cicatrice. En outre, l'action est beaucoup plus rapide.

Quand on a affaire à des adénites suppurées, il faut avant tout tarir les abcès, ramollir les ganglions caséeux par une injection de thymol camphré et les vider. C'est alors seulement qu'on peut faire intervenir la radiumthérapie dont l'action sera rapide.

S'il s'agit d'adénites cervicales fistuleuses avec ulcérations cutanées ou cicatrices chéloïdiennes, on obtient non seulement une guérison assez rapide mais encore des cicatrices beaucoup moins disgracieuses que celles fournies par les autres traitements.

Dans la tuberculose cutanée le radium a tendance à transformer la lésion en tissu fibromateux.

Pour MM. Dominici et Barcat, l'action du radium sur la tuberculose cutanée se caractérise par les trois phénomènes suivants :

« 1° Atténuation de la réaction inflammatoire simple péri-tuberculeuse;

« 2° Organisation du stroma conjonctivo-vasculaire, siège de ce processus simple, suivant le type de l'angio-myxome;

« 3° Extension de ce processus aux follicules tuberculeux eux-mêmes dont les cellules épithélioïdes perdent leur conformation globuleuse pour s'allonger et s'anastomoser en un réseau de cellules fixes anastomotiques de type embryonnaire.

« Il en résulte que le tissu épithélioïde des tubercules se change, en partie, au moins, en tissu de myxome embryonnaire. La guérison s'achève par la transformation du myxome en un tissu de sclérose à texture identique à celle du fibrome pur. »

Sur cette question de la tuberculose cutanée nous citerons aussi cette phrase concluante de MM. Wickham et Degrais :

« En définitive nous pensons que le radium peut rendre service dans toutes les formes de la tuberculose cutanée, qu'il mérite une place à part dans le traitement des bourgeons, des ulcérations tuberculeuses, du lupus des conjonctives, des cicatrices vicieuses consécutives aux écrouelles et du lupus érythémateux fixe. »

En 1910, dans une note à la Société de biologie, MM. Dominici et Faure-Beaulieu déclarent : « Des doses de sulfate de radium incapables de troubler l'état physiologique normal de l'homme semblent douées de résultats thérapeutiques, à en juger par les résultats obtenus sur des tumeurs malignes, des adénopathies tuberculeuses, voire la tuberculose pulmonaire, dans une série de recherches pratiquées avec le docteur Goyon, dans le service du professeur Robin, pendant les années 1908-1909. »

Nous nous sommes longuement étendu et nous croyons avoir surabondamment prouvé l'action efficace et énergique du radium sur les maladies infectieuses et surtout sur la tuberculose.

B. — Iode.

Nous en arrivons maintenant à l'action de l'Iode dans les mêmes cas pathologiques. Ce métalloïde, à l'instar des métaux colloïdaux, possède une action antiseptique et stimulante indubitable sur les microbes et la tuberculose.

Tout d'abord l'iode exerce une action en quelque sorte spécifique sur le sang. Augmentation de la lymphocytose et relèvement du taux des grands mononucléaires : tels sont les deux phénomènes essentiels. L'iode est donc un agent de macrophagie, par excellence. Il stimule très activement la mononucléose et constitue par là un facteur important de réaction antitoxique et d'immunité.

L'iode pourra être un élément très utile dans la lutte contre les maladies infectieuses. Et c'est principalement à leur déclin que son intervention sera précieuse sous la forme de dépuratif des humeurs.

Parmi les moyens de défense de l'organisme contre les maladies infectieuses aiguës, la mononucléose est un des plus effectifs. M. Lortat-Jacob a bien élucidé cette question. Selon lui, « la mononucléose est susceptible d'intervenir à une période tardive des affec-tions, pour débarrasser l'organisme des déchets cellulaires ou microbiens, produits par les infections ou les intoxications ».

Les recherches de M. Lortat-Jacob ont conduit cet auteur à une déduction fort intéressante. Le fait que l'iode est un stimulant énergique de la mononucléose lui fait croire que le métalloïde doit cette propriété à son action sur le tissu lymphoïde. L'iode détermine, en effet, à doses moyennes, une hyperactivité du tissu lymphoïde se traduisant par une surproduction de leucocytes mononucléaires.

« Cette propriété de l'iode d'exciter l'activité ganglionnaire, explique donc ses bons effets depuis longtemps connus et appréciés dans les affections ganglionnaires, dans la strume, dans les adénites tuberculeuses chroniques. »

Une autre indication thérapeutique de l'iode c'est son emploi dans les affections chroniques des séreuses qui, en dernier ressort, ne sont que des dérivés du système lymphatique. Les arthrites tuberculeuses, les vaginalites, les pleurésies d'origine tuberculeuse pourront tirer parti de la médication iodée.

Depuis Trousseau l'observation clinique a montré les bons effets des préparations iodées dans le lymphatisme et la scrofule. Cela s'explique par la grande affinité du tissu lymphoïde pour l'iode qui agit comme résolutif.

Sur l'appareil respiratoire l'iode a une triple action que le professeur Pouchet a bien étudiée et nous avons vu plus haut comment il interprétait ce triple effet de l'iode sur les poumons.

Nous devons ajouter que l'iode agit contre la dyspnée et l'oppression. Cette action eupnéique peut être utilisée dans l'emphysème, l'asthme, l'adénopathie bronchique et la bronchite chronique. Nous pensons que l'iode est également indiqué dans la tuberculose pulmonaire. A ce propos nous ferons remarquer que les dangers d'iodisme ne sont pas à redouter car le métalloïde s'élimine très bien chez les bacillaires.

Au point de vue de la propriété de fixer l'iode, il n'y a pas de différence entre les tissus normaux et pathologiques (tuberculeux ou non).

Ainsi donc, l'iode, administré méthodiquement, ne présente pas d'inconvénients chez les tuberculeux. Bien mieux il exerce sur le poumon et sur l'état général du bacillaire une action bienfaisante.

L'iode est un puissant antiseptique qui réagit sur le bacille de Koch et sur les microbes de la suppuration qui s'y trouvent associés. Il neutralise l'action des toxines tuberculeuses.

Il a une influence stimulatrice très vive sur la phagocytose. Enfin, nous l'avons vu plus haut, il augmente les échanges organiques et par là-même relève la vitalité des tissus.

En somme, l'iode, au point de vue de la thérapeutique antibacillaire, se comporte comme les métaux colloïdaux, puisqu'il agit d'une part comme bactéricide sur le bacille de Koch et, d'autre part, comme stimulant en tonifiant l'état général du tuberculeux.

Telles étant les propriétés stérilisantes et reconstituantes de l'iode et du radium, on conçoit la puissance thérapeutique singulière qui doit résulter de l'association de ces deux éléments.

Dans des travaux antérieurs nous avons cité un très grand nombre de cas de tuberculose traités par l'iode menthol radio-actif à faibles doses. Nous apportons aujourd'hui une nouvelle série d'observations où cette méthode fut appliquée différemment, où cette combinaison chimique préparée d'autre façon fut appliquée à doses élevées sous le nom de Radiodine. C'est cette médication active, qui repose sur une statistique très riche en faits cliniques, qui justifie ce nouveau travail.

VI

L'iodoradiumthérapie à doses massives est une méthode anti-bacillaire scientifique.

Il était nécessaire d'étudier en détails les deux principaux éléments du Radiodine pour expliquer et même justifier la valeur thérapeutique de cette nouvelle méthode thérapeutique. Chacun de ces composants possède par lui-même une puissance bactéricide considérable ; chacun d'eux a été contrôlé expérimentalement et cliniquement. Mais de même que dans les infections pathologiques la situation s'aggrave par le fait d'une association de microbes, de même la puissance thérapeutique de certains agents chimiques augmente quand on les combine. Il y a longtemps qu'on a constaté ce fait dans la thérapeutique usuelle pour les agents colloïdaux et pour la plupart des produits chimiques rendus simplement radio-actifs. C'est un point sur lequel on ne saurait assez insister.

Quoi qu'il en soit, les faits cliniques sont d'accord ici avec les conceptions chimiques et très nombreuses sont les observations de tuberculeux, où nous avons pu constater une amélioration ou voire même une guérison sous l'influence du Radiodine.

Le nombre de ces observations (1.303 cas personnels, et 500 cas observés par M. le docteur Barbier) est trop considérable pour que nous puissions les rapporter dans une monographie. Nous sommes donc obligé de les présenter sous forme de tableaux synoptiques résumés par variétés. Bien entendu, M. le docteur Barbier comme moi-même, nous avons éliminé de ce traitement tout cas qui offrait une contre-indication.

TABLEAU A.

147 enfants de 4 à 16 ans atteints de différentes formes de tuberculose locale :

69 adénites cervicales, axillaires, inguinales, trachéo-bronchiques, les unes simples, les autres suppurées ou fistulaires.

Résultats : 49 guérisons, 12 améliorations, 8 résultats nuls.

73 cas de tuberculose osseuse ou articuculaire, les unes simples, les autres suppurant avec ou sans fistules.

Résultats : 30 guérisons, 28 améliorations, 15 résultats nuls.

5 cas de lupus datant de moins de 3 années.

Résultats : 2 guérisons, 1 amélioration, 2 résultats nuls.

TABLEAU B.

92 enfants de 5 à 16 ans atteints de tuberculose pulmonaire chronique seule ou accompagnée de lésions tuberculeuses chirurgicales.

Résultats : 32 guérisons, 40 améliorations, 20 résultats nuls.

TABLEAU C.

14 enfants de 4 à 16 ans atteints de manifestations aiguës de tuberculose pulmonaire méningitique ou intestinale : 2 guérisons, 12 morts.

TABLEAU D.

19 jeunes gens de 15 à 20 ans (mâles et femelles) atteints de lésions tuberculeuses des organes génitaux.

Résultats : 11 guérisons, 4 améliorations, 4 résultats nuls.

TABLEAU E.

437 cas de tuberculose pulmonaire au premier degré, sans bacilles, sans association avec une autre diathèse (hommes et femmes de 20 à 50 ans).

Résultats : 390 guérisons, 25 cas stationnaires, 22 cas s'aggravant.

TABLEAU F.

450 cas de tuberculose pulmonaire au deuxième degré presque toujours avec présence de bacilles et d'autres bactéries, sans association avec d'autres diathèses (hommes et femmes de 18 à 50 ans).

Résultats : 180 guérisons, 210 améliorations, 60 cas s'aggravant.

TABLEAU G.

125 cas de tuberculose pulmonaire au troisième degré, avec bon état général (âge de 20 à 55 ans) avec présence de bacilles, mais sans complication avec d'autres diathèses.

Résultats : 62 améliorations, 34 stationnaires, 29 cas s'aggravant.

TABLEAU H

19 cas de tuberculose pulmonaire sénile.

Résultats : 11 améliorations, 8 cas s'aggravant.

Réflexions.

Il eût été préférable de rapporter ici chacune des observations cliniques qui figurent dans ces tableaux. Mais en vérité la place nous aurait fait défaut et il eût fallu un volume entier pour les contenir. C'est pourquoi nous avons préféré grouper par catégories ces différentes formes de tuberculose et nous allons nous-même présenter la critique la plus sévère et la plus impartiale de cette méthode thérapeutique.

Il y a quelques semaines, notre distingué confrère M. le docteur Barbier, a publié un travail sur l'iodoradiumthérapie et il a cité 500 cas de tuberculoses variées traités par le Radiodine. Voici les réflexions que ce clinicien a tirées de son étude :

« En dehors des cas désespérés pour lesquels toute médication reste inutile, l'iodoradiumthérapie ne présente aucune contre-indication sérieuse ; cette méthode constitue donc à l'heure actuelle, pour nous autres phtisiologues, la médication idéale, possédant le rare privilège de joindre à une innocuité absolue et à une tolérance des plus complètes, la plus énergique efficacité. Cette grande efficacité, nous en avons la preuve par la lecture de toutes nos observations : un appétit exagéré, parfois insatiable, faisant place à une anorexie de longue date, une sensation toute spéciale d'euphorie succédant à un état d'abattement général, tant physique que moral, témoignent aussi du retour progressif des forces et de l'énergie du sujet. Cette action favorable de la médication sur la nutrition, nous en avons également la preuve par l'analyse des urines, qui nous montre d'une façon constante la diminution de la phosphaturie, l'élévation du rapport azoturique, le relèvement de l'acidité urinaire et enfin le retour à la normale du coefficient de la déminéralisation. L'analyse du sang, qui nous montre l'augmentation très appréciable des globules rouges, est encore une autre preuve de l'efficacité de la médication.

« Cette amélioration de l'état général ne va pas sans entraîner à sa suite des modifications favorables des lésions locales, dont les signes stéthoscopiques nous démontrent la cicatrisation progressive sous l'influence de l'iodoradiumthérapie.

« Mais ce n'est pas seulement dans la tuberculose pulmonaire que l'on peut constater les effets de cette méthode thérapeutique. Les diverses formes de tuberculose, dite chirurgicale, sont parfaitement justiciables de cette médication, dont on peut ainsi constater *de visu* les excellents résultats (1). »

Nous tenons à citer l'opinion de cet auteur qui a employé le Radiodine sur plus de 5oo malades atteints de formes variées de tuberculose. Avec lui nous avons constaté l'action de cet agent médicamenteux sur l'infection de l'organisme. En effet, en plus du retour de l'appétit, l'un des premiers symptômes qu'on observe dès les premières injections du Radiodine, c'est l'abaissement et la régularisation de la température. Même chez les sujets atteints d'adénites tuberculeuses, d'ostéite ou d'arthrite, on peut constater presque toujours une élévation de la tempé-

rature vers le soir. Bien entendu cette ascension thermique est plus marquée chez les tuberculeux pulmonaires en activité, surtout quand il s'agit d'une tuberculose ouverte avec présence de bacilles de Koch et de streptocoques. Or, rares furent les cas où au bout de 8 à 15 injections de Radiodine on n'ait pu constater une chute de la fièvre. Suivant nous il s'agit là d'une véritable action antitoxinique, d'une neutralisation complète des toxines, qui sont la cause essentielle de l'hyperthermie.

On sait combien la marche de la tuberculose revêt souvent un caractère aigu et a une marche rapide chez les enfants de 4 à 15 ans.

Les 326 malades figurant dans les tableaux A, B et C avaient précisément cet âge et nous avons pu constater surtout chez eux une action rapide du Radiodine. Dans tous les cas cités parmi les améliorations ou les guérisons, qu'il s'agisse de tuberculose pulmonaire ou de forme chirurgicale, toujours et partout nous avons observé une influence beaucoup plus rapide que chez les adultes. Presque toujours les résultats favorables ont été obtenus avec 2 ou 3 séries d'injections de Radiodine; quelquefois même une seule série de piqûres a suffi. Bien entendu, l'iodoradiumthérapie n'exclut pas l'intervention chirurgicale partout où il y a une collection purulente, un séquestre ou simplement une altération du tissu osseux. Mais cette méthode thérapeutique complète l'intervention et en raccourcit singulièrement les suites. Quant aux formes de tuberculose externe où l'opération n'est pas indispensable, on assiste *de visu* à la cicatrisation de la lésion bacillaire et cela à assez brève échéance.

Voilà ce que nous avons pu constater chez les malades compris dans les tableaux A et B.

Dans le tableau C nous avons observé 12 fois la mort sur 14 malades soumis à l'iodoradiumthérapie. Il s'agissait là de formes

---

(1) *Revue internationale de la tuberculose*, octobre 1913.

aiguës (méningites, granulies, entérites tuberculeuses). Les deux sujets qui ont récupéré la santé étaient âgés l'un de 14 et l'autre de 16 ans ; le premier atteint de pleurésie sèche avec phénomènes méningitiques, le deuxième, de tuberculose pulmonaire à forme typhoïdique. Depuis le traitement et l'amélioration inespérée que nous avons obtenue, les deux malades sont placés à la campagne et soumis aux meilleures conditions d'hygiène.

La proportion d'améliorations obtenues chez les malades compris dans le tableau D sous l'influence du Radiodine est encore fort encourageante. Chez aucun d'eux nous n'avons eu recours à une intervention chirurgicale. Que nous ayons eu à faire à de vieilles épididymites suppurées ou simplement à des ovarites récentes chez une tuberculeuse avérée, partout l'iodoradiumthérapie a suffi pour enrayer la marche de la maladie. Les 4 insuccès inscrits dans ce tableau étaient des cas compliqués de tuberculose pulmonaire ou laryngée.

Les tableaux E, F et G comprennent 1.012 cas de tuberculose pulmonaire à différents degrés. Bien entendu nous avons trié nos malades et tout en ne traitant que des sujets atteints de tuberculose avérée nous avons exclu de notre traitement tous les malades arrivés à une période cachectique ou bien les formes de tuberculose associée avec une autre diathèse (syphilis, cancer, brightisme, lésions cardiaques graves). Or, sur ces 1.012 malades nous n'avons eu pendant le traitement que 111 aggravations. Sans doute, la médication est de date trop récente et parmi les malades améliorés, il peut y avoir des rechutes. Malgré la plus grande réserve, nous pouvons considérer dès maintenant que sur cet ensemble très respectable de malades 60 p. 100 peuvent être considérés comme ayant profité définitivement de cette méthode et pouvant s'acheminer vers la guérison. Cette proportion est de nature à encourager le praticien pour essayer cette médication.

Nous n'avons aucune réflexion particulière à émettre sur le tableau H comprenant des cas de tuberculose pulmonaire chez les vieillards.

Quand on examine dans son ensemble l'action de Radiodine sur l'évolution de la tuberculose, on constate que ce produit agit un peu sur la bacillose comme les colloïdaux agissent sur les diverses infections. Ayant l'un pour l'autre une grande affinité, l'iode et le radium, tout comme les colloïdaux, augmentent la puissance phagocytaire de l'organisme et dès les premières injections de Radiodine, on observe constamment un retour de l'appétit et une régularisation de la température qui devient normale bien rapidement. Du reste il y a longtemps que le professeur Durante a démontré cette hyperleucocytose survenant toujours après les injections d'une solution d'iode. Le Radiodine ressemble encore aux agents colloïdaux, car il produit une transformation complète des produits bactériens en substances non toxiques. Dès le début de l'iodoradiumthérapie, tous les auteurs ont observé une diminution, puis la disparition des microbes associés du bacille de Koch, puis l'agent pathogène de la tuberculose se désagrège lui-même, se colore moins bien, est moins virulent, diminue en nombre et finit par disparaître. La catalyse, dont nous avons parlé si longuement en étudiant les colloïdaux, se produit également chez les tuberculeux auxquels on injecte du Radiodine. Il y a longtemps que le professeur Pouchet a étudié les transformations chimiques qui s'opèrent dans l'organisme dans lequel on injecte une solution d'iode, et ces réactions chimiques sont de véritables réactions de catalyse. Enfin, on sait que l'iode comme le radium, comme les terpènes eux-mêmes, s'éliminaient lentement et en grande partie par la surface alvéolaire des poumons. Rien d'étonnant que cette élimination qui traverse les lésions tuberculeuses exerce une puissante action salutaire sur ces altérations pathologiques.

Quant aux indications et aux contre-indications de cette méthode thérapeutique, il est très difficile de définir d'une façon absolue les règles bien précises. Sans doute, nous avons dit et répété souvent qu'il ne faut jamais appliquer l'iodoradiumthérapie aux formes cachectiques, à des tuberculeux affectés d'une autre diathèse grave, aux diabétiques ou aux brightiques, aux affections aiguës de la tuberculose. Mais parmi nos observations, nous avons un certain nombre de malades auxquels l'on semblait avoir tort de faire des injections de Radiodine, et chez qui on a pu constater néanmoins une action salutaire bien marquée. Quoi qu'il en soit, il est utile de réserver cette méthode thérapeutique à des tuberculeux entrant dans la catégorie des curables, c'est-à-dire à des malades qui sous l'influence d'une cure hygiéno-diététique prolongée et onéreuse pourraient guérir. Hélas ! la plupart de nos malades, traités dans les dispensaires de l'Œuvre de la Tuberculose Humaine, ne se sont pas trouvés dans ces conditions avantageuses et l'iodoradiumthérapie n'a pas moins produit chez eux, et cela dans un laps de temps relativement court, l'amélioration que nous avons signalée.

Conclusions.

Voilà 4 années que nous poursuivons des recherches cliniques et expérimentales sur l'iodoradiumthérapie. Nous avons traité par cette méthode plusieurs milliers de malades. Dans ce travail nous rapportons 1.303 malades qui ont reçu des injections de Radiodine. De ce travail, des travaux antérieurs parus sous la signature de nos confrères MM. le docteur Barbier, de Paris, et Dubé, de N.-D.-du-Lac (Canada) nous sommes autorisé à tirer les conclusions suivantes :

1° Il ne faut pas traiter au hasard tous les malades indistinctement au Radiodine, mais savoir employer cette méthode avec discernement, n'y soumettre que des cas bien déterminés ;

2° Seuls les tuberculeux pulmonaires au 1er et au 2° degré, les malades au 3° degré, même avec un excellent état général, doivent être soumis à cette méthode thérapeutique. De même, la plupart des formes de tuberculose locale, dite chirurgicale, sont susceptibles de bénéficier de l'emploi du Radiodine ;

3° Chez les malades cachectiques, dans les formes de tuberculoses associées avec une autre diathèse, ou dans la granulie, cette médication doit être proscrite ;

4° Un grand nombre de praticiens ont eu des insuccès avec cette méthode thérapeutique, parce que l'iode menthol radio-actif a été employé à doses tout à fait insuffisantes. Avec l'iodoradiumthérapie intensive, les résultats se montrent plus souvent favorables ;

5° Le Radiodine ne donne jamais de réaction, ne provoque pas de douleur. Il peut être employé chez les hémoptoïques et même dans l'hyperthermie qu'il baisse rapidement ;

6° L'action du Radiodine est presque immédiate dans la plupart des cas. Tout comme les agents colloïdaux (auxquels ils ressemble par son affinité entre deux agents chimiques), il produit de l'hyperleucocytose et il paralyse la nocuité des toxines. Il débarrasse l'organisme des microbes associés du bacille de Koch, et ce dernier agent finit par disparaître lui-même ;

7° L'iodoradiumthérapie intensive est une méthode de traitement scientifique, qui a donné aujourd'hui des preuves suffisantes pour être employée sans réserves par les praticiens dans un grand nombre de formes de tuberculose.

NOTE SUR LA PHARMACOLOGIE DU RADIUM,

par M. **A. LOROT**,

Ancien interne des hôpitaux de Paris.

Cette note a pour but d'attirer l'attention du Corps médical sur les deux points suivants :

1º La Pharmacologie doit utiliser les corps radifères de préférence aux corps radio-actifs.

2º On ne peut accorder confiance qu'aux produits dont le dosage est indiqué en microgrammes.

Mode d'emploi. — La Pharmacologie du radium utilise ce produit sous les formes suivantes : *injection, ionisation, ingestion, boues radio-actives* et aussi pour rendre radio-actifs différents produits en vue d'augmenter leur efficacité thérapeutique.

Émanation. — Nous dirons quelques mots des inhalations d'émanation ; de nombreux travaux y ont déjà été consacrés, rappelons seulement qu'elles sont utilisées particulièrement contre la diathèse urique. Le radium décompose le mono-urate de soude et active la production de ferments uricolytiques (docteurs Rebattu et Richard).

Le professeur His, de Berlin, place ses malades dans des chambres d'émanation, les emanatoria ; en plus, il leur fait boire de l'eau radio-activée, leur fait prendre des bains chargés d'émanation et leur injecte aussi des sels de radium.

A la clinique du professeur Teissier fonctionne un émanatorium ; de nombreux rhumatisants et goutteux y sont traités, guéris ou très améliorés.

Ingestion. — Le radium en thérapeutique a été longtemps utilisé, sans le savoir, par l'emploi des eaux minérales. Pharmacologiquement, ce fut avec des solutions titrées de radium que M. Dominici traita ses premiers malades et en obtint quelques effets heureux.

M. Rénon fait absorber aux siens de l'eau radifère faible, pour favoriser l'élimination de l'acide urique et surtout relever l'état général.

Ionisation. — Ce fut le docteur Haret qui étudia un des premiers la pénétration de l'ion radium dans l'organisme. Le professeur Carnot dans son rapport indique la pénétration profonde des ions, provoquant un effet sédatif des plus marqués ; certaines tumeurs traitées par l'ionisation diminuèrent rapidement.

Les docteurs Wickham et Degrais combinent l'ionothérapie radique aux injections sous-cutanées de radium soluble ou insoluble.

MM. Delherm, Laquerrière, Bruneau de Laborie, Leuillier ont obtenu par cette méthode d'excellents résultats dans les arthrites, les névralgies.

Produits radio-actifs. — Plusieurs auteurs ont déjà attiré l'attention sur le qualificatif *radio-actif* attribué à une substance médicamenteuse. Ce mot est souvent appliqué à tort et à travers, mal appliqué, appliqué sans raison et parfois même de façon répréhensible.

Ce mot appliqué seul ne donne pas d'indication suffisante : le médicament a-t-il été radio-activé, et de quelle manière? Est-il encore radio-actif au moment de l'emploi ou ne l'est-il plus ? A quel degré est-il radio-actif ?

Radio-activité induite. — Il y a deux méthodes de rendre des médicaments radio-actifs.

1º On les soumet à l'influence de l'émanation, c'est la radio-activité induite. Durant plusieurs jours, en vase clos, on laisse le produit se charger d'émanation en présence des rayons de radium. Cette radio-activité induite obéit à la loi exponentielle de Curie, baisse de moitié en quatre jours, etc., elle est nulle en vingt-cinq jours. Défaut grave qui suffit à faire rejeter cette méthode de la pratique usuelle.

Radio-activité rationnelle. — La seconde méthode qui doit être employée seule en Pharmacologie consiste à radio-activer les produits par addition ou incorporation de sels de radium. La dose de Radium employée est minime, de l'ordre du microgramme, mais l'élément actif est l'émanation continuelle et permanente qui s'en dégagera.

C'est ainsi que l'on radio-active des ferments pour renforcer leur action et de même de nombreux médicaments qui jouissent ainsi de propriétés spéciales.

Radifères. — Ces produits sont dits : radifères : ils sont une source constante d'émanation. Radio-actifs en permanence, conservant indéfiniment leurs propriétés radio-actives ils sont donc essentiellement pratiques ; et l'on ne risque pas comme avec les produits radio-activés de donner un médicament dénué de toute espèce d'efficacité.

Nous insistons à dessein sur les termes radifères et radio-actifs car ces temps derniers l'Allemagne nous avait envoyé précisément certains remèdes radio-activés qui lors de l'emploi ne l'étaient plus que sur l'étiquette du flacon les contenant.

Radifère égale radio-actif, permanent égale sécurité.

Radio-actif c'est, au contraire, l'incertitude *permanente*.

Caractères des Radifères. — Tout médicament actif possède les propriétés habituelles des substances radio-actives, il doit :

1º Impressionner la plaque photographique ;

2º Décharger un électroscope sensible.

Dosage du radium. — Dans les médicaments ou les liquides biologiques, des traces infimes de radium peuvent être décelées jusqu'à moins de 1/100 de microgramme par la mesure de l'émanation au moyen du quartz piézo-électrique de Curie. De la quantité d'émanation on déduit la quantité de radium.

Tout produit radifère doit porter sur son étiquette le titrage en microgrammes de radium qu'il contient, car la teneur en poids indique celle de l'émanation en curie. (Mode adopté par le Congrès international de radiologie de Bruxelles, 1910.) La notation employée par certains produits allemands, indiquant des nombres problématiques, ne peut donner aucune confiance ; par exemple le nombre 10 unités mache peut influer l'esprit du médecin, mais s'il veut faire le calcul, il verra que ce chiffre correspondra à une quantité infiniment petite de radium, voisinant la non-radio-activité. On peut en juger en sachant que un milligramme-minute d'émanation peut être produit par 1/10 de microgramme en 25 jours et équivaut à 312 unités mache.

A l'analyse, un produit allemand indique le dosage suivant : le 1/10 d'une goutte solution de radium à 5.000.000 d'unités mache : or le 1/10 d'une goutte c'est le 1/200 d'un centimètre cube ; on peut donc lire un centimètre cube d'une solution à 25.000 unités mache. Le laboratoire biologique du radium, ayant mesuré la radio-activité de ce produit, a trouvé

1/200 de microgramme de radium par ampoule.

Action des produits radio-actifs. — Le radium ajouté à certains produits donne des résultats dignes d'être signalés, et la thérapeutique en a d'ailleurs déjà tiré parti.

C'est ainsi que sur les ferments, la pepsine, la pancréatine, il exerce une véritable action catalytique.

On a expérimenté à Madagascar la quinine radifère, de même l'iode, les terpènes, l'arsenic, etc...

Dans tous ces produits, l'action prédominante est celle de l'émanation, 100 fois plus forte que le radium employé. L'émanation, en effet, sur les tissus ou sur les molécules des produits associés donne des rayons secondaires très puissants. C'est ainsi que l'action bactéricide de cette émanation est considérable : Danysz constate qu'elle tue la bactéridie charbonneuse ; Braunstein, qu'elle ne pouvait se développer en atmosphère d'émanation et Goldberg tua les bacilles les plus résistants : colibacille, typhique, etc. On peut ainsi stériliser des bouillons ensemencés par un courant de gaz chargé d'émanation. Baumann, Valentiner ont tué les bacilles du typhus, les vibrions cholériques, le bacille de la diphtérie. Même l'émanation des boues de Gastein atténue largement les cultures. L'émanation tue les organismes inférieurs : infusoires, paramécies, larves, œufs. Les moelles rabiques ne peuvent plus conférer la rage, ni servir de vaccin. Des chiens inoculés et traités alors qu'ils manifestaient des symptômes rabiques ont pu être guéris par MM. Tizzoni, Bongiswanni, Timo. Phyxalix remarqua que les venins perdaient leur toxicité. Ostrowski et Fabre atténuèrent considérablement la nécro-tuberculine et autres toxines : tétanique, diphtérique, etc.

Boues radio-actives. — Ce sont les résidus des minerais traités dans la préparation du radium. Ces boues contiennent environ un milligramme de radium à la tonne, et des substances radio-actives comme l'actinium, l'urane. Le docteur Octave Claude, la doctoresse Fabre les ont employées avec succès en bains ou en applications locales dans les rhumatismes chroniques, les rhumatismes gonococciques, quelques maladies du système nerveux, certaines affections cutanées et gynécologiques. MM. Beurmann et Cottin, dans les orchites blennorragiques.

Les boues radio-actives sont des sources locales constantes d'émanation.

Injections. — La médication hypodermique utilise les sels de radium ou à l'état soluble selon la formule des docteurs Wickham et Degrais, ou à l'état insoluble selon le procédé des docteurs Dominici et Faure-Beaulieu. Ces années dernières, diverses spécialités radifères ont été employées en hypodermie : une des plus expérimentées dans le monde entier est certainement le Radiodine ou l'iode radifère dont nous dirons quelques mots tout à l'heure.

Rappelons rapidement les indications du radium en médecine hypodermique.

Ce fut en 1906 que MM. Wickham et Degrais commencèrent à employer le radium dissous dans le sérum isotonique dans des cas de lupus tuberculeux. Mais les sels solubles s'éliminent rapidement : l'urine devient radioactive dès le premier jour, et le demeure quelques jours seulement. C'est pourquoi Dominici songea à employer les sels insolubles : d'une solution de bromure, on en précipite un sulfate de radium à l'état colloïdal ; injecté, ce sel demeure très longtemps dans les tissus et y séjourne sans inconvénient. Le professeur Petit, d'Alfort, a montré que ce radium passant en circulation dans l'organisme (d'un cheval, en cette expérience) dégage de l'émanation qui se diffuse dans le milieu sanguin et se transporte dans toute l'économie.

Les docteurs Dominici et Faure-Beaulieu ont constaté fréquemment :

1° La disparition ou l'atténuation des douleurs accompagnant des tumeurs malignes, des foyers infectieux profonds ou la méningite tuberculeuse ;

2° La diminution ou la disparition de l'œdème inflammatoire environnant les tumeurs malignes, les lésions tuberculeuses, les lupus, l'adénopathie bacillaire ;

3° Dans quelques cas un abaissement notable de la température chez les tuberculeux et le relèvement de l'état général de ces malades ;

4° La régression de quelques néoplasies bénignes.

Le docteur Chevrier qui a employé beaucoup de radium en injections depuis quelques années, dit que c'est un agent modificateur énergique de la nutrition. Son action favorable est rapidement prouvée par l'augmentation notable du poids des malades. Le nombre des globules rouges est augmenté et avec un microgramme chaque deux jours on guérit rapidement l'anémie. On relève de même l'état général des malades opérés, des convalescents ; on active la cicatrisation des plaies, la cicatrisation fibreuse et la cicatrisation osseuse. Ces injections facilitent les décharges uriques, ce qui les rend utiles toutes les fois qu'il faut activer l'élimination urinaire, dans le rhumatisme, l'artério-sclérose, etc...

MM. Rénon et Marie ont signalé les propriétés analgésiques de ces injections radifères, les ont employées avec succès dans diverses affections : pneumonies, bronchopneumonies, congestions pulmonaires, méningites tuberculeuses, fièvres typhoïdes (sans bains), infections gonococciques généralisées, septicémies diverses.

M. Ledoux-Lebard recommande tout spécialement les injections de radium pour abolir ou diminuer la douleur dans le cancer.

MM. Misset et Gaud combinent les injections sous-cutanées à la méthode de l'ionothérapie dans la cure des tumeurs malignes inopérables.

M. Wickham, en 1909, incorpore le radium à une substance peu absorbante, de la vaseline-paraffinée : ce produit injecté, étendu sous des tumeurs malignes y forme une nappe permanente radio-active.

Remarque. — Avoir toujours soin d'agiter les ampoules ou les flacons qui contiennent les solutions radifères soit pour dissoudre l'émanation dégagée dans l'atmosphère du récipient, soit pour remettre en suspension le radium qui se dépose et s'attache aux parois du vase.

Tous les expérimentateurs s'accordent à dire que ce sont les doses de l'ordre du microgramme qui ont le plus d'influence, favorisant surtout la leucocytose, que contrarieraient au contraire de fortes doses.

Radiodine (iode-menthol-radifère). — Diverses préparations de ce produit existent déjà, et sont employées couramment dans le monde entier.

Nous nous sommes rendus compte, avec M. le Dr S. Bernheim et divers praticiens, par un emploi de plusieurs années, des avantages et des défauts de ces remèdes. Nous avons porté nos efforts sur la recherche d'une formule donnant un produit radifère, c'est-à-dire stable, constant, toujours radio-actif; le dosage le plus avantageux donné par l'expérience a été celui de un microgramme de radium par centimètre cube. En solution colloïdale, il vient renforcer et activer puissamment les propriétés leucocytaires de l'iode et du menthol ; et par son action particulière, fait du produit un modificateur énergique de la nutrition. Son action destructive sur le bacille de Koch est incontestable, des milliers d'analyses portant sur les crachats de malades, suivis durant 2 ou 3 années, l'ont prouvé ; il produit certainement l'abaissement de la température du malade, excite son appétit, augmente le poids, diminue la sueur et la toux, occasionne la dégénérescence graisseuse des tubercules.

La Radiodine est donc une des meilleures préparations antituberculeuses que la thérapeutique du radium a mis à notre disposition.

Les dispensaires antituberculeux français ont adopté la formule que nous avons établie, M. le docteur Bernheim et moi ; les résultats obtenus sont bien plus favorables que ceux déjà donnés par les préparations similaires trop inconstantes dans leur composition et d'un dosage trop aléatoire ou douteux. L'emploi de l'iodoradiumthérapie mérite donc d'être vulgarisé et encouragé.

2-2-14. — Tours, imprimerie E. ARRAULT et Cⁱᵉ.

Tours, imprimerie E. ARRAULT et Cⁱᵉ.

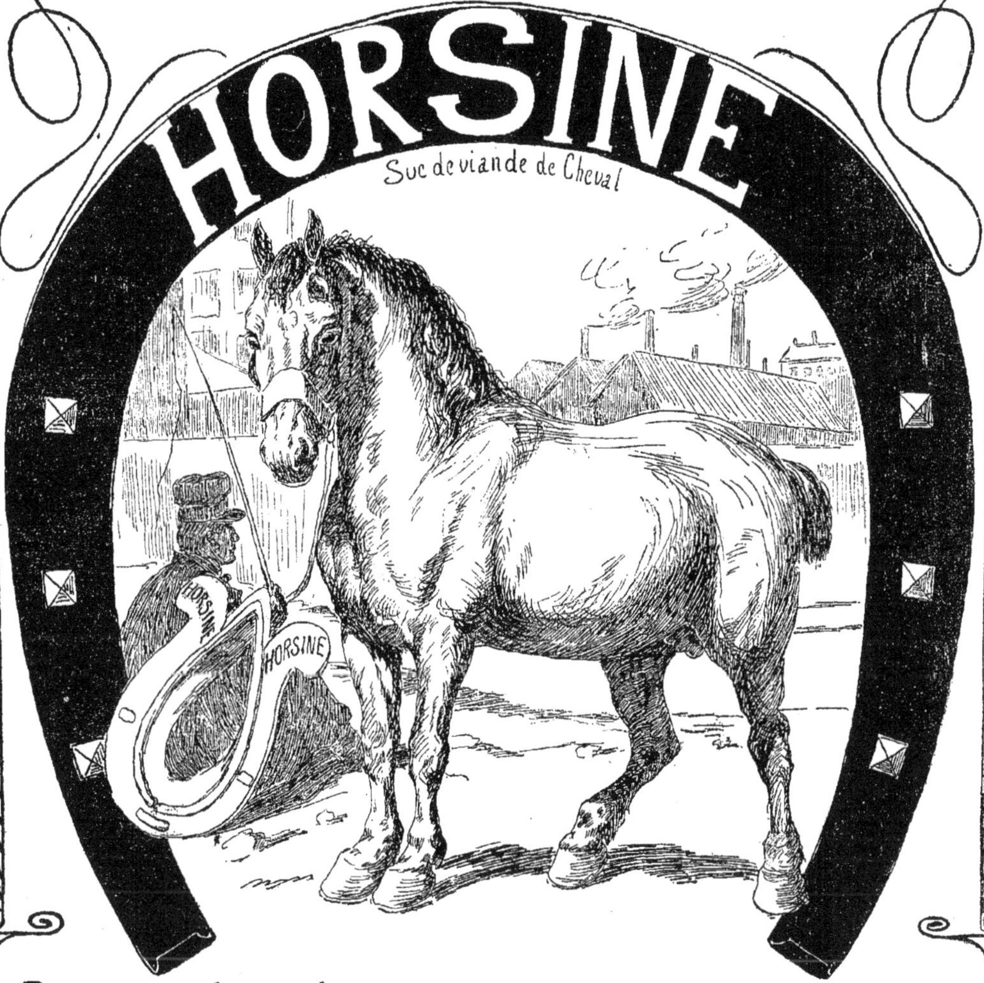

www.ingramcontent.com/pod-product-compliance
Ingram Content Group UK Ltd.
Pitfield, Milton Keynes, MK11 3LW, UK
UKHW020947120726
13693UKWH00004B/1589